Was jede Frau über weibliche Sexualität wissen will

Ratgeber zur Reihe Fortschritte der Psychotherapie
Band 8
Was jede Frau über weibliche Sexualität wissen will
von Prof. Dr. Beatrix Gromus

Herausgeber der Reihe:
Prof. Dr. Dietmar Schulte, Prof. Dr. Klaus Grawe,
Prof. Dr. Kurt Hahlweg, Prof. Dr. Dieter Vaitl

Was jede Frau über weibliche Sexualität wissen will

Ein Ratgeber zu sexuellen Problemen für Frauen und ihre Partner

von Beatrix Gromus

HOGREFE 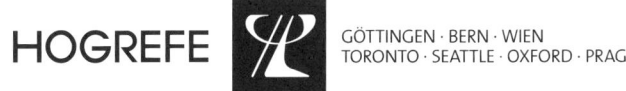 GÖTTINGEN · BERN · WIEN
TORONTO · SEATTLE · OXFORD · PRAG

Prof. Dr. rer. nat. Beatrix Gromus ist seit 1975 als Psychotherapeutin und in der medizinischen und psychologischen Weiterbildung und im Bereich der Unternehmensberatung tätig, außerdem Lehrtätigkeiten an den Universitäten Freiburg, Hamburg und Wien.

Wichtiger Hinweis: Der Verlag hat für die Wiedergabe aller in diesem Buch enthaltenen Informationen (Programme, Verfahren, Mengen, Dosierungen, Applikationen etc.) mit Autoren bzw. Herausgebern große Mühe darauf verwandt, diese Angaben genau entsprechend dem Wissensstand bei Fertigstellung des Werkes abzudrucken. Trotz sorgfältiger Manuskriptherstellung und Korrektur des Satzes können Fehler nicht ganz ausgeschlossen werden. Autoren bzw. Herausgeber und Verlag übernehmen infolgedessen keine Verantwortung und keine daraus folgende oder sonstige Haftung, die auf irgendeine Art aus der Benutzung der in dem Werk enthaltenen Informationen oder Teilen davon entsteht. Geschützte Warennamen (Warenzeichen) werden nicht besonders kenntlich gemacht. Aus dem Fehlen eines solchen Hinweises kann also nicht geschlossen werden, dass es sich um einen freien Warennamen handele.

Bibliografische Information Der Deutschen Bibliothek

Die Deutsche Bibliothek verzeichnet diese Publikation in der Deutschen Nationalbibliografie; detaillierte bibliografische Daten sind im Internet über http://dnb.ddb.de abrufbar.

© 2005 Hogrefe Verlag GmbH & Co. KG
Göttingen · Bern · Wien · Toronto · Seattle · Oxford · Prag
Rohnsweg 25, 37085 Göttingen

http://www.hogrefe.de
Aktuelle Informationen · Weitere Titel zum Thema · Ergänzende Materialien

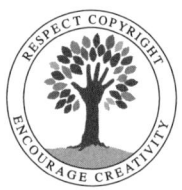

Das Werk einschließlich aller seiner Teile ist urheberrechtlich geschützt. Jede Verwertung außerhalb der engen Grenzen des Urheberrechtsgesetzes ist ohne Zustimmung des Verlages unzulässig und strafbar. Das gilt insbesondere für Vervielfältigungen, Übersetzungen, Mikroverfilmungen und die Einspeicherung und Verarbeitung in elektronischen Systemen.

Umschlagabbildung: © Getty Images, München
Satz: Grafik-Design Fischer, 99423 Weimar
Gesamtherstellung: AZ Druck und Datentechnik GmbH, 87437 Kempten
Printed in Germany
Auf säurefreiem Papier gedruckt

ISBN 3-8017-1774-7

Inhaltsverzeichnis

Vorwort		7
1	**Ein Fallbeispiel**	9
2	**Sexuelle Störungen – Was ist darunter zu verstehen? Wie äußern sich sexuelle Probleme?**	13
2.1	Das Verborgene der Sexualität	13
2.2	Wie äußern sich sexuelle Probleme und welche gibt es?	13
2.2.1	Mangel oder Verlust von sexuellem Verlangen (Inappetenz)	14
2.2.2	Sexuelle Aversion – Abneigung und Ekel	15
2.2.3	Mangel an sexueller Befriedigung	15
2.2.4	Erregungsstörung (Versagen genitaler Reaktionen)	16
2.2.5	Orgasmusstörung	16
2.2.6	Verkrampfungen, die den Geschlechtsverkehr verhindern oder beeinträchtigen (Vaginismus)	17
2.2.7	Schmerzen während des Geschlechtsverkehrs (Dyspareunie)	17
2.2.8	Probleme nach einem Orgasmus (nachorgastische Verstimmungen)	18
2.2.9	Gesteigertes sexuelles Verlangen	18
2.2.10	Sexuelle Unzufriedenheit	19
2.3	Bin ich „sexuell gestört"?	19
2.4	Wenn ich sexuelle Probleme habe, bin ich „sexuell gestört" oder mein Partner?	20
2.5	Sexuelle Probleme und kein Partner?	20
2.6	Welche Frauen haben sexuelle Störungen?	21
2.7	Wie entwickeln sich sexuelle Störungen ohne Behandlung weiter?	22
2.8	Wie ist die Wirkung auf andere?	23
2.9	Wirkungen bei sexuellen Partnern; Konfliktreiches in der Sexualität	23
2.10	Gibt es denn eine normale Sexualität?	25
2.11	Wissenswertes über Sexualität – Ihr Körper und seine Biologie	25

3	Wie entstehen sexuelle Störungen und gehen sie von alleine weg?	28
3.1	Der Vergleich mit anderen und der Druck, sexuell zu funktionieren	28
3.2	Wodurch wird Sexualität beeinflusst und wodurch kann sie gestört werden?	29
4	**Was kann man gegen eine sexuelle Störung tun?**	32
4.1	Motivation und Hindernisse	32
4.2	Was können Sie selbst dagegen tun?	33
4.3	Kann Ihr Partner hilfreich sein?	35
4.4	Professionelle Hilfe	35
4.5	Beratung oder Therapie?	36
4.6	Wie sieht eine Therapie aus?	37
4.7	Was haben ausgebildete Sexualtherapeutinnen und -therapeuten zu bieten?	39
4.8	Wie erfolgreich sind die Therapien?	40

Anhang . . . 41
Literaturempfehlungen . . . 41
Kontaktadressen zur Suche nach geeigneten Therapeutinnen und Therapeuten . . . 42
Arbeitsblätter . . . 43

Vorwort

Über die eigene Sexualität zu sprechen ist nicht leicht, insbesondere nicht für diejenigen, die sexuelle Probleme haben. Dieser Ratgeber möchte Ihnen helfen, sich mit Ihrer Sexualität auseinander zu setzen, und Sie ermutigen, mit Ihrem Sexualpartner oder Ihrer Sexualpartnerin über Ihre Probleme zu sprechen oder professionelle Hilfe zu suchen.

Trotz gesellschaftlicher Aufklärung über Sexualität ist das Sprechen über die eigene Sexualität auch deshalb schwierig, weil es eine Intimität preisgibt, über die Sie, wenn überhaupt, nur mit Ihrem Partner oder Ihrer Freundin reden. Außerdem erwecken die Medien den Eindruck, dass ein Gespräch über Sexualität ganz einfach sei. Vielleicht denken Sie auch, dass – bei soviel Aufklärung –, es die eigene Schuld sei, überhaupt sexuelle Probleme zu haben.

Vermutlich werden Sie diesen Ratgeber empfohlen bekommen haben, nachdem Sie Ihre sexuelle Unzufriedenheit einer anderen Person gegenüber geäußert haben. Damit haben Sie bereits den ersten Schritt getan, etwas zu verändern.

Wenn Sie sich schon längere Zeit mit Ihrem Problem arrangiert haben, kostet es Mut, bisher Unbewältigtes und eventuelle aktuelle Krisen anzuschauen. Ungewohntes und Neues kann auf Sie zukommen. Manche Frauen nehmen an, sie wüssten vom Kopf her genug, um sexuell zufrieden sein zu können, gefühlsmäßig aber sperren sie sich gegen Sex. Andere wieder haben eigentlich Lust auf Sex und möchten ein bisschen mehr darüber wissen. Der Ratgeber wendet sich deshalb an Frauen, die aus sehr unterschiedlichen Lebenszusammenhängen kommen.

Mit diesem Ratgeber können Sie
- *beurteilen*, ob Sie ein behandlungsbedürftiges Problem haben und ob Sie es verändern möchten,
- *erkennen*, dass sexuelle Störungen im Lebensverlauf eher normal sind und Ihr Problem damit richtig einordnen,
- *lernen*, welche Arten von sexuellen Störungen es gibt,
- *feststellen*, ob und wie Sie sich selbst helfen können,

– *entscheiden*, inwieweit Ihr Partner bei Ihrem Problem beteiligt ist und dieser in Veränderungen eingebunden werden müsste,
– und *erfahren*, welche Beratungs- und Therapieformen zur Verfügung stehen und welche davon für Sie die geeigneten sind.

Die eigene Sexualität zu verändern ist auch deswegen nicht einfach, weil bei der Veränderung der partnerbezogenen Sexualität auch Ihr Partner gezwungen ist, dazu Stellung zu nehmen und sich gleichfalls zu verändern. Sollten Sie keinen Partner haben, könnten Sie sich fragen, ob gerade Ihr sexuelles Problem verhindert hat, eine Partnerschaft zu suchen. Paare dagegen können jahrelang in stillschweigendem Einverständnis sich davor bewahren, etwas in ihrer Sexualität zu verändern, vielleicht weil ein jeder oder eine jede Angst vor solch einer Veränderung hat.

Falls Sie professionelle Berater aufsuchen, ist es hilfreich, auf der Grundlage des Ratgebers und Ihrer persönlichen Erfahrungen eine gemeinsame Sprache zu entwickeln. Wenn Sie als Partner einer Frau diesen Ratgeber lesen, werden Sie mehr Verständnis für sie entwickeln und Ihrerseits ein Gespräch darüber beginnen.

Sollten Sie bemerken, dass Sie nach der Lektüre zunächst einmal nichts unternehmen, um etwas zu ändern, sollten Sie sich dies nicht übel nehmen; solch ein Innehalten dient manchmal der Auseinandersetzung mit den möglichen Folgen einer Veränderung.

Sie finden im Anhang einige Arbeitsblätter, die es Ihnen erleichtern, Ihr eigenes Problem zu beurteilen und herauszufinden, inwieweit Sie etwas verändern wollen. Darüber hinaus bieten sie die Möglichkeit, sich mit Ihrem Partner darüber auszutauschen.

Hamburg, im Februar 2005 *B. Gromus*

1 Ein Fallbeispiel

Die 32 Jahre alte Frau W. kam zu Ihrem Hausarzt, war niedergedrückt und fühlte sich lustlos. Ihr Hausarzt dachte zunächst daran, dass sich bei ihr eine Depression entwickelte. Er fragte nach Problemen, die sie bedrückten. Daraufhin druckste Frau W. herum und meinte, ihre Ehe sei wohl zu Ende. Das bereite ihr große Sorgen. Sie habe schließlich zwei Kinder und liebe ihren Mann immer noch. Eine Frage nach ihrem Sexualleben beantwortete sie damit, dass das für sie keine große Rolle spiele. In einem weiteren Gespräch stellte sich dann heraus, dass Frau W. seit über einem Jahr keinen sexuellen Kontakt mehr hatte, aber auch vorherige Aktivitäten selten richtig genossen habe und momentan ganz froh sei, dass sie Sex vermeiden könne. Sie habe nur große Angst, dass ihr Mann fremd gehen könne, da ja Männer einen solchen Zustand auf Dauer nicht ertragen könnten.

Diese ersten Gespräche nahm Frau W. mit Unterstützung des Hausarztes zum Anlass, ihren Mann zu fragen, ob er sie noch liebe. Er hatte daraufhin gemeint, das sei wohl selbstverständlich, aber er verstände momentan nicht, was mit ihr los sei. Er glaube, dass sie sehr überlastet sei mit den beiden 4 und 5 Jahre alten Kindern und der Halbtagsstelle bei der Finanzbehörde. Er schlug ihr vor, den Beruf wieder aufzugeben. Das wollte Frau W. keinesfalls, da sie dort auf andere Gedanken komme und sich nicht so überflüssig fühle. Sie hatte sich aber nicht getraut, ihren Mann zu fragen, wie er es erlebte, kein Sexualleben mit ihr zu haben.

Frau W. zögerte noch, den Zusammenhang zu ihrer Traurigkeit zu sehen, wollte aber dringend weitere Gespräche mit ihrem Mann; allein traute sie sich das aber nicht zu. Sie wandte sich dann mit Hilfe ihres Arztes an eine Paarberatungsstelle, in der auch sexuelle Probleme behandelt werden. Ihr Mann war bereitwillig auf so ein gemeinsames Gespräch eingegangen. Er wolle alles tun, damit es ihr besser gehe.

Es stellte sich dann in Einzel- und Paargesprächen heraus, dass Herr W. (37 Jahre) tatsächlich unter der Situation litt, keinen Sex mehr zu haben, er aber seine Frau nicht bedrängen wollte, da sie so belastet war. Sie wollte mittlerweile auch nicht einmal mehr von ihm geküsst werden und schlafen gehe sie vor ihm. Er sei selbst auch so angespannt im Beruf (Betriebswirt), dass er froh sei, wenn es keine Konflikte gebe und er allein noch vor dem Fernseher sitzen könne. Wenn er dann ins Bett gehe, schlafe sie schon. Er selbst würde auch gern wieder Sex haben, das fehle ihm schon, aber momentan würde er dann eben ab und zu sich selbst befriedigen. Sex sei in den letzten Jahren immer weniger geworden. Wenn sie dazu bereit gewesen sei, habe er versucht, möglichst schnell zum Zug zu kommen, weil er immer das Gefühl hatte, sie wolle, dass es bald vorbei sei.

Es zeigte sich bei Frau W., dass die heutigen sexuellen Probleme, die als Erregungsstörung diagnostiziert wurden, eine längere Geschichte haben. Sie war als 3. Kind in einer Familie aufgewachsen, in der ihre beiden Brüder mehr Beachtung als sie selbst erhielten. Ihre Mutter hatte sich zwar sehr gefreut, dass sie ein Mädchen war, von ihrem Vater war sie aber kaum beachtet worden. Auch hatten ihre beiden Brüder studieren können, während ihre Fähigkeiten insbesondere von ihrem Vater in Frage gestellt wurden. Sie war schon immer schüchtern gewesen, hatte schwer Kontakte herstellen können und war ihren Brüdern immer hinterher gelaufen.

Zärtlichkeiten zwischen den Eltern gab es nicht, auch sie selbst war von ihnen nie umarmt worden. Einmal hatte sie aus dem elterlichen Schlafzimmer Gestöhne gehört und sich das damals als Kind nicht erklären können. Besonders schlimm fand sie, dass ihr Vater ironische Kommentare in Bezug auf ihre körperlichen Veränderungen in der Pubertät gemacht hatte. Ihre Brüder hatten dabei sogar mitgemacht. Ihre Mutter hatte dann immer nur gesagt: „Männer sind eben so!"

Sie war dann später sehr überrascht, dass sich Jungens sehr für sie interessierten, wurde aber von ihren Eltern gewarnt, nur nichts Unüberlegtes zu tun. Weitere Erklärungen gab es nicht. Ihr erster Freund war der Star an der Schule gewesen und sie fühlte sich sehr geehrt, dass gerade er sie mochte. Beim Streicheln fand sie alles wunderbar und sie war dabei auch erregt gewesen. Er hatte sie bedrängt, mit ihm zu schlafen, und sie hatte dann nachgegeben. Sie hatte große Angst davor gehabt und wollte mittendrin aufhören, hatte sich aber nicht getraut, „Nein" zu sagen, da sie ja nun einmal „Ja" gesagt hatte. Es hatte weh getan, aber nach einer Weile war es besser geworden. Diese Beziehung hatte zwei Jahre gehalten. Dann aber war er mit ihrer besten Freundin intim geworden. Das hatte ihr einen großen Schlag versetzt und ihr Vertrauen genommen, so dass sie sich lange nicht auf Beziehungen einließ.

Nach ihrer Berufsausbildung hatte sie ihren jetzigen Mann kennen gelernt, den sie besonders nett fand, weil er so einfühlsam auf sie einging. Er ließ ihr viel Zeit und bedrängte sie nicht. Sie selbst aber hatte gemeint, dass es ja nun an der Zeit sei, mit ihm zu schlafen. Sie befürchtete, dass er sie sonst ebenso verlassen könne. Er sei sehr liebevoll gewesen, und es sei nie schmerzhaft gewesen. Einen Orgasmus kenne sie aber bis heute nicht.

Sie hatten gemeinsam entschieden, möglichst bald Kinder zu bekommen, was auch geklappt hatte. Während der Schwangerschaften ging es ihr sehr schlecht: ständige Übelkeit und Müdigkeit. Auch die Geburten waren nicht einfach gewesen, beide Male hatte sie per Kaiserschnitt entbunden. Ihr Mann war dann auch sehr rücksichtsvoll gewesen und hatte sie sexuell nicht bedrängt. Sie habe aber sehr genau gespürt, dass er unzufrieden gewesen war, so dass sie selbst initiativ wurde. Das sei für sie aber deshalb problematisch gewesen, weil sie währenddessen auch auf ihre Kinder gehorcht habe. Sie sei nicht feucht gewesen, so dass es etwas schmerzhaft gewesen sei. Der Sex sei dann immer sehr schnell gegangen. Sie habe geglaubt, dass dies für einige Zeit vorhalte, ohne dass sie Angst haben müsse, dass er sie auf Dauer verlasse.

Vor ca. einem Jahr hatte ihr jüngstes Kind eine besonders schwere Bronchitis bekommen. Die Nächte waren sehr anstrengend gewesen und sie habe häufig bei den Kindern geschlafen. Ein gemeinsames Bett gebe es zwar jetzt wieder, sie sei aber abends so früh müde, dass sie sehr früh schlafen gehe. Wenn sie ehrlich sei, glaube sie auch, dass es ihr ganz recht sei, auf diese Weise komme sie auch darum herum, Sex zu haben. Körperliche Berührungen habe sie zwar gern, aber sie habe eigentlich immer Angst, dass ihr Mann glaube, Sex sei möglich, wenn sie Berührungen zulasse. Selber würde sie schon gar nicht zärtlich sein, außer dann, wenn sie sicher sein kann, dass keine sexuellen Aktivitäten möglich sind. Seit einem Jahr nun sei ihre Sexualität eingeschlafen.

In Verlauf der Therapie wurde dann deutlich, dass die Partnerschaft bei einer ansonsten recht guten Beziehung an der Sprachlosigkeit über ihre Probleme zu scheitern drohte. Frau W. hatte vielfältige Vermeidungsstrategien aufgebaut, die ihr Mann dahingehend verstanden hatte, dass sie ihn nicht mehr so attraktiv fand. Er begründete dies damit, dass sie schließlich früher Sex mitgemacht habe. Dass sie ihn – aus seiner Sicht – so abgelehnt habe, habe ihm große Angst gemacht. Er fühlte sich aber zu gelähmt, es anzusprechen. Auch ihre depressiven Stimmungen hatte er so verstanden, dass er ihr nicht mehr genüge. Das ganze Ausmaß der Probleme verstand er erst, nachdem sie ihr Erleben offen legte. Aber auch sie verstand besser, wie sehr er unter der Situation litt und sich in seiner Männlichkeit gekränkt gefühlt hatte. Dass auch ihr Mann Ängste hatte, die Probleme offen anzusprechen, war für Frau W. völlig neu.

Frau W. lernte im Verlauf der Therapie herauszufinden, wie sie entspannt körperliche Nähe und Zärtlichkeit genießen konnte, ohne den Druck zu haben, darauf müsse Sex folgen. Dabei konnte sie mit der Zeit erleben, dass sie sehr wohl sexuelle Erregung spürte und dass sie diese Erregung auch beibehalten konnte, wenn sie bestimmt, was sie möchte, oder ausspricht, was sie nicht möchte. Auch die Erkenntnis, dass sie Zeit braucht, um erregt zu werden, war für sie hilfreich. Eine große Überwindung bedeutete es für sie, „Nein" zu sagen oder ihre Abneigungen zu äußern, weil ihre Ängste, ihn zu verlieren, dann wieder deutlich wurden. Aus einem davon entwickelten neuem Selbstbewusstsein heraus erschloss sich Frau W. auch andere Bereiche neu: so plante sie mit ihrem Mann gemeinsame Ausflüge und Einladungen, verabredete sich wieder mit früheren Freundinnen und ging ohne ihren Mann in einen Sportclub.

Herr W. war außerordentlich erleichtert zu hören, dass seine Frau sich nicht von ihm sexuell abwandte, weil sie ihn nicht mehr attraktiv fand, sondern dass ihre Sexualität sich bisher noch gar nicht richtig hatte entwickeln können und sie bisher Sex immer nur mitgemacht hatte, weil sie glaubte, das bräuchten Männer. Auch bemerkte er, dass er selbst unter dem Druck gelitten hatte, Sex schnell zu bekommen. Manchmal sei er in Sorge gewesen, ob er unter diesen Bedingungen überhaupt eine Erektion bekommen würde. Herr W. konnte sich gut darauf einlassen, dass Frau W. mehr sexuelle Wünsche äußerte. Von seiner Idee, ihren Beruf aufzugeben, nahm er Abstand, da er jetzt eher verstand, warum die Lebensfreude seiner Frau verschwunden war.

2 Sexuelle Störungen – Was ist darunter zu verstehen? Wie äußern sich sexuelle Probleme?

2.1 Das Verborgene der Sexualität

Sexuelle Störungen kann man Ihnen nicht ansehen. Glauben Sie nie jemandem, dem Sie bisher nichts über Ihr Sexualleben berichtet haben und der trotzdem behauptet, Sie hätten sexuelle Probleme. Aus Ihrem Verhalten sind sexuelle Probleme nicht zu interpretieren. Lassen Sie sich nicht einreden, welches sexuelle Problem Sie vielleicht hätten. Nur Ihre eigene Beobachtung und ihr Erleben gibt Aufschluss über die Art Ihrer Probleme. Auch Ihr Partner kann nur begrenzt Auskunft über Ihr sexuelles Erleben geben, obwohl seine Sichtweise hilfreich sein mag. Unter Umständen hat er ein eigenes Problem, damit zurechtzukommen, dass Sie sich sexuell sogar zufrieden fühlen. Erst nach einem ausführlichen Gespräch über Ihr sexuelles Verhalten und Erleben, früher und heute, Ihre Wünsche, Vorlieben und Abneigungen, können andere Personen mit Ihnen gemeinsam eine Beurteilung vornehmen.

Es ist ja auch interessant, dass es Prominente gibt, die sich zu Erkrankungen und Beeinträchtigungen öffentlich bekennen, wie AIDS oder Krebs zu haben – Erkrankungen mit lebensbedrohlichem Verlauf; Sie werden aber selten von einer öffentlichen Person gehört haben, dass sie zugegeben hat, sexuelle Probleme zu haben, vermutlich nicht, weil es nebensächlich, sondern weil es ein Tabu ist.

2.2 Wie äußern sich sexuelle Probleme und welche gibt es?

Sexuelle Störungen sind dann vorhanden, wenn
– Sie Sexualität nicht mehr genussvoll erleben oder auch Sexualität über einen längeren Zeitraum vermeiden,
– Ihr Körper nicht mehr auf Berührungen oder erotische und sexuelle Fantasien reagiert (z. B. keine Feuchtigkeit der Scheide),

- Sie zwar zunächst erregt sind, aber ab einem bestimmten Zeitpunkt die Erregung wieder verschwindet,
- Sie über einen längeren Zeitraum keine Lust auf Sexualität verspüren,
- Sie Schmerzen bei sexuellen Aktivitäten verspüren,
- Sie sich behindert fühlen oder gehindert werden, Ihren sexuellen Wünschen nachzukommen.

Alle diese Punkte mögen nicht auf Sie zutreffen, weil Sexualität für Sie nicht unangenehm ist. Aber Sie fühlen sich trotzdem sexuell unzufrieden, vielleicht weil Ihr Partner sich nicht so verhält, wie Sie dies wünschen. Möglicherweise haben Sie dann nicht unbedingt ein sexuelles Problem, sondern ein Problem, Ihre Wünsche zu vermitteln, oder Ihr Partner ist nicht einfühlsam genug.

Sollten Sie unter körperlichen oder psychischen Erkrankungen leiden, evtl. auch medikamentös behandelt werden, dann können sexuelle Probleme davon auch die Folge sein. Sexuelle Störungen sind dies dann aber nicht. In der Regel werden die sexuellen Probleme bei Gesundung verschwinden. Bei chronischen Erkrankungen, die mit sexuellen Problemen einhergehen, könnten Sie versuchen, gemeinsam mit Ihrem Partner, andere Formen von körperlicher Nähe und auch sexueller Erregung zu finden, als Sie es bisher gewohnt waren.

Es gibt im Lebensverlauf immer wieder Phasen, in denen die Bedeutung von Sexualität zurücktritt und dies doch keine sexuelle Störung ist: z. B. berufliche Anspannung, Lebenskrisen oder die Geburt eines Kindes und die damit verbundene Veränderung des Alltags.

Im Anhang finden Sie das Arbeitsblatt 1 (vgl. Seite 46), mit dessen Hilfe Sie beurteilen können, *ob* Sie ein sexuelles Problem haben. Das Arbeitsblatt 2 (vgl. Seite 47) hilft Ihnen dabei zu beurteilen, *welche* sexuelle Störung Sie haben.

2.2.1 Mangel oder Verlust von sexuellem Verlangen (Inappetenz)

Sie spüren im Gegensatz zu früher oder schon immer kein Verlangen nach Sexualität, sind sexuell nicht aktiv oder haben keinerlei sexuelle Wünsche (z. B. weniger als einmal pro Monat Lust darauf zu haben). Bei diesem Problem kann es vorkommen, dass Sie sexuelle Situationen vermeiden (früh ins Bett gehen, körperlichen Berührungen aus dem Weg gehen, sich nicht küssen lassen usw.). Falls Sie keinen Partner haben, kann dies sogar Ausdruck dieser Vermeidung sein, muss es aber nicht. Besonders problematisch ist bei dieser Störung, dass manche Frauen, obwohl sie keine Lust auf Sexualität haben und keine Erregung verspüren, Sexualität resignativ erdulden. Dies führt zu noch mehr Unlust und Unzufriedenheit und auch zu Schmerzen, da die Scheide möglicherweise nicht feucht und ein Koitus dann schmerzhaft wird.

Es könnte auch sein, dass sich andere sexuelle Probleme hinter dieser Störung verbergen und Sie, da Sie Sexualität vermeiden, diese gar nicht mehr erleben: z. B. besondere Schmerzen in der Scheide oder keine Lust auf Sexualität mehr zu haben, weil Sie keinen Orgasmus spüren (s. Orgasmusstörung).

2.2.2 Sexuelle Aversion – Abneigung und Ekel

Bei dieser Störung vermeiden Sie nicht nur Sexualität, sondern Sie stellen Furcht, Angst, ja sogar Ekelgefühle bei sich fest. Solche Angst und Ekelgefühle können schon bei dem Gedanken an Sex entstehen, werden aber auch ausgelöst z. B. durch Körpergerüche (eigene und durch die des Partners). Vielleicht haben Sie in Ihrer Familie besondere Tabus gehabt, z. B. nicht über körperliche Bedürfnisse zu sprechen oder Fragen zur Sexualität nicht stellen zu dürfen. Eine Körperfeindlichkeit in Ihrer Familie sowie auch schlimme Erlebnisse wie Schläge oder sexuelle Gewalt führen manchmal zu solchen Abneigungen.

2.2.3 Mangel an sexueller Befriedigung

Es ist nicht ungewöhnlich, dass Frauen sexuell aktiv sind, sogar einen Orgasmus erleben, sie aber trotzdem sich unbefriedigt – gemessen an früheren Erfahrungen – fühlen. Erkennen Sie sich dabei wieder? Sie vermissen vielleicht erotische Gefühle: Dann sollten Sie sich fragen, ob Sie nicht besonders hohe Erwartungen an die Sexualität oder an Ihren Partner haben. Aber auch ungünstige soziale Lebensbedingungen wie finanzielle Notlagen, beengtes Wohnen oder die Versorgung von besonders bedürftigen Familienmitgliedern können Ihre Sexualität beeinträchtigen.

2.2.4 Erregungsstörung (Versagen genitaler Reaktionen)

Obwohl Sie Sexualität aktiv oder auch passiv mitmachen, reagiert Ihr Körper nicht mit einer an sich normalen Reaktion: Der Durchblutung der Geschlechtsorgane und der damit verbundenen Anschwellung Ihres äußeren Geschlechts. Es tritt auch keine Scheidenfeuchtigkeit auf (Lubrikation). Manchmal verlieren sich diese Anzeichen von Erregung im Verlauf der weiteren sexuellen Aktivität – vielleicht weil andere Gedanken oder Sorgen sich aufdrängen, Ihr Partner unsensibel ist oder Sie selbst nicht mitteilen mögen, was Ihnen missfällt oder was Ihnen gefällt. Manche Frauen erleben zwar diese Störung, genießen aber die Nähe zum Partner, sind auch nicht sexuell unzufrieden, sondern vertrauen darauf, dass die körperlichen Reaktionen sich wieder einstellen werden. Zögern Sie aber nicht, dieses Problem anzusprechen, da es sich ausweiten kann bis hin zu Ärger und Wut auf den Partner. Beim nächsten Mal schon könnten Sie dann Angst haben, dass ihr Körper wieder „Stopp" sagt. Angst, Ärger oder Wut aber lassen sexuelle Erregung äußerst selten zu.

2.2.5 Orgasmusstörung

Die meisten Frauen leben damit, dass sie nicht jedes Mal bei sexuellen Aktivitäten einen Orgasmus haben. Wenn Sie nie oder noch nie oder sehr selten einen Orgasmus erleben und darunter leiden, wird dies aber als Orgasmusstörung verstanden. Wir wissen, dass zum Erleben des Orgasmus auch Erfahrungen mit dem eigenen Körper günstig sind. Erst wenn Sie wissen, was Sie erregt, aber auch, was Ihre Erregung abschwächt, können Sie Ihre sexuellen Wünsche auch mitteilen.

Manche Frauen leiden gar nicht darunter, selten oder nie einen Orgasmus zu haben. Möglicherweise drängt Ihr Partner Sie zum Orgasmus und Sie selbst genießen den Sex auch ohne Orgasmus.

Auch eigene überhöhte Ansprüche an einen Orgasmus können verhindern, ihn zu erleben oder diesen als solchen wahrzunehmen: Einen Orgasmus zu erleben heißt nicht, dass man bewusstlos wird oder immer ekstatisch laut wird. Manchmal kommt er auch ganz still und leise.

Sie haben keine Orgasmusstörung, wenn Sie Orgasmen bei der Selbstbefriedigung und beim Petting haben.

> *Und:* Lassen Sie sich nichts einreden. Es gibt keinen richtigen oder falschen Orgasmus: nur Ihren eigenen, wie immer er auch bei Ihnen ausgelöst wird oder wie Sie ihn erleben.

2.2.6 Verkrampfungen, die den Geschlechtsverkehr verhindern oder beeinträchtigen (Vaginismus)

Schmerzhafte Verkrampfungen im äußeren Drittel der Scheidenmuskulatur und teilweise auch der Beckenbodenmuskulatur nennt man Vaginismus. Die Verkrampfungen lassen ein Einführen des Penis, aber auch eines Fingers oder eines Tampons nicht zu. Diese Störung ist eher selten, kann aber gut behandelt werden. Häufig entwickelt sich dieses Problem nach Verletzungen, schweren Geburten und insbesondere nach sexuellen Gewalterfahrungen. Sie können dieses Problem haben und trotzdem Sexualität auf andere Weise genießen, und bei anderen Praktiken einen Orgasmus erleben.

> Manchmal haben sich Paare mit diesem Problem arrangiert. Es wäre aber schade, wenn Sie diese Beeinträchtigung nicht verändern würden, da es Ihre Freiheiten, sexuell zu handeln und Neues zu erleben, erhöht.

2.2.7 Schmerzen während des Geschlechtsverkehrs (Dyspareunie)

Schmerzen beim Geschlechtsverkehr können sich ganz unterschiedlich äußern: Dumpfe oder beißende Schmerzen, aber auch Jucken, Brennen oder wehenähnliche Schmerzen. Die Schmerzen können an der äußeren Scheide und im Scheideneingang oder im ganzen Unterbauch auftreten. Sie können sich auch wie Wehen anfühlen.

Sie werden meist ausgelöst durch Berührungen oder Stöße des Penis oder von Fingern, die in der Scheide den Gebärmutterhals berühren, aber auch durch Pilze, Blasenentzündungen, juckende oder schmerzende Geschlechtskrankheiten, oder dadurch, dass Geschlechtsverkehr geduldet wird, obwohl die Scheide nicht feucht ist. Auch wenn die Ursachen beseitigt sind, kann dann die Angst vor den Schmerzen zu Anspannung führen, was den Schmerz wiederum verstärkt.

> Wichtig sind Fragen danach, wann die Schmerzen beginnen, was zu einer Verschlimmerung oder was zu einer Verbesserung führt und wann keine Schmerzen auftreten. Hier ist es besonders wichtig, gynäkologisch abklären zu lassen, ob Sie doch eine organische Erkrankung haben, die die Beschwerden erklärt.

2.2.8 Probleme nach einem Orgasmus (nachorgastische Verstimmungen)

Auch wenn Sie sexuelle Erregung und einen Orgasmus verspüren, kann es sein, dass Sie sich danach unruhig, angespannt, traurig und lustlos, voller Unruhe und doch leer fühlen. Dies betrachten wir nicht als eigentliche sexuelle Störung, ist aber doch ernst zu nehmen. Wenn Sie diese Probleme auch außerhalb sexueller Aktivitäten kennen, so müssten Sie vielleicht daran denken, dass Sie unter depressiven Verstimmungen leiden. Oder sind Ihre Erwartungen vielleicht zu hoch oder können Sie Ihre Wünsche nicht mitteilen? Solche depressiven Gefühle können auch Ihre Enttäuschung, ja sogar Wut über Ihren Partner ausdrücken.

Manchmal müssen Frauen nach einem Orgasmus weinen; das muss nicht heißen, dass Sie traurig sind, sondern kann auch Ausdruck von besonders aufwühlenden Gefühlen sein.

2.2.9 Gesteigertes sexuelles Verlangen

Diese Störung ist sehr selten bei Frauen. Wenn Sie bei sich feststellen, dass Sie sich zwanghaft (ohne davon ablassen zu können) mit Sexualkontakten oder mit sexuellen Handlungen beschäftigen und Sie darunter leiden, sollte man an diese Störung denken. Manchmal beschäftigen Frauen sich mit diesen Gedanken, gerade weil Sie nach einer erfüllten Sexualität suchen oder bisher keinen Orgasmus erlebt haben. Das Ausmaß Ihres sexuellen Verlangens ist kein Anhaltspunkt für solch eine Störung. Häufiges sexuelles Verlangen ist nicht krankhaft, solange Sie nicht andere belästigen und Sie nicht darunter leiden.

2.2.10 Sexuelle Unzufriedenheit

Auch wenn Sie keine der zuvor berichteten Störungen haben und Sie Sexualität durchaus als angenehm empfinden, können Sie sexuell unzufrieden sein. Hier können Sie nur selbst sich Rechenschaft darüber ablegen, was Sie eigentlich anders haben möchten. Hilfreich ist dabei, sich die eigenen früheren schönen Erlebnisse oder Fantasien zu vergegenwärtigen, um diese momentane Unzufriedenheit genauer zu beschreiben.

Es mag auch sein, dass Sie deshalb unzufrieden sind, weil Sie bisher angenommen haben, dass Sie Sexualität mit einem Mann erleben wollen. Vielleicht haben Sie lesbische Wünsche? Dann probieren Sie es aus, ob diese Art besser zu Ihnen passt. Aber: Träume, Wünsche, selbst Handlungen mit gleichgeschlechtlichen Personen bedeuten nicht unbedingt, dass Sie lesbisch sind.

2.3 Bin ich „sexuell gestört"?

Es mag sein, dass Sie feststellen, dass Sie keines der zuvor dargestellten sexuellen Probleme haben, andere aber trotzdem meinen, Sie hätten eins: Ihr Arzt, Ihre Ärztin oder eine Freundin spricht Sie wiederholt darauf an oder aber Ihr Partner meint, Sie seien sexuell gestört. Das ist sicherlich ein Grund nachzufragen, wie diese überhaupt darauf kommen. Vielleicht entwickelt sich ein interessantes Gespräch; lassen Sie sich trotzdem nichts unterstellen. Sollten Sie selbst nicht darunter leiden, so haben Sie vermutlich auch kein sexuelles Problem, außer Sie stellen fest, dass Sie im letzten Monat gar keine Lust auf Sex hatten. Das könnte dann allerdings ein Hinweis darauf sein, dass Sie Sex vermeiden: Dann sollten Sie sich fragen, ob Sie momentan viel Stress oder z. B. besondere Ängste vor Sex haben. Doch nur Sie bestimmen, ob Sie etwas ändern wollen. Sie bringen sich langfristig allerdings um einen Lebensbereich, der Spaß und Freude macht.

> Menschen, die ein sexuelles Problem haben, befürchten manchmal, dass sie nicht normal seien und dass sie psychisch krank sind. Aber: Sexuelle Probleme sind weit verbreitet und es ist normal, dass ein Großteil der Menschen im Leben diese Probleme vorübergehend erlebt.

2.4 Wenn ich sexuelle Probleme habe, bin ich „sexuell gestört" oder mein Partner?

Ihr Partner (oder in einer lesbischen Beziehung Ihre Partnerin) ist immer beteiligt an Ihrem sexuellen Problem. Seine Sexualität, seine Vorstellungen von sexueller Partnerschaft sind mitbetroffen. Manchmal ist der Partner daran beteiligt, ohne es immer zu wissen, und manchmal hat er sogar ein Interesse daran, dass das Problem nicht verändert wird, weil er auf diese Weise vermeiden kann, eigenen Problemen ins Auge zu sehen. Das sollten Sie Ihrem Partner allerdings nie unterstellen, sondern Sie können nur im gemeinsamen Gespräch herausfinden, inwieweit Ihr Partner beteiligt ist.

Wenn Sie sehr selten einen Orgasmus haben und Sie mehr Zeit zum Einstimmen bräuchten und Ihr Partner z. B. Ihnen wenig Zeit gibt, könnten Sie vermuten, dass er ein Problem hat. Wirklich wissen tun Sie es nicht. Sie können nur gemeinsam (oder mit fremder Hilfe) versuchen, herauszufinden, was ihn davon abhält, etwas zu ändern.

Es kommt vor, dass frühere Partnerschaften einen Einfluss auf die augenblickliche Beziehung haben, insofern als negative oder auch sehr positive Erfahrungen als Erwartungen dem jetzigen Partner übergestülpt werden. Wenn Sie negative Erfahrungen mit anderen Partnern gemacht haben, hat Ihr jetziger Partner nichts damit zu tun. Versuchen Sie dieses voneinander zu trennen. Auch sehr schöne Erfahrungen mit anderen Partnern können die jetzige sexuell vergiften. Ständige Vergleiche setzen Ihren Partner unter Druck und verhindern, dass Sie sich mit Ihrem jetzigem Leben auseinander setzen.

> Im Gespräch über partnerschaftliche Sexualität haben die meisten Menschen Angst davor, dass ihnen Schuld gegeben wird für ein sexuelles Problem. Hier sollten Sie Ihre Sichtweise verändern. Es geht nicht um Schuld, sondern darum, Verantwortung für eigene Wünsche und sexuelle Handlungen, Verantwortung für das Äußern von Wünschen und Abneigungen zu übernehmen.

2.5 Sexuelle Probleme und kein Partner?

Wenn Sie (momentan) keinen Partner haben und deshalb sexuell sich unbefriedigt fühlen, ist das ganz normal. Daneben besteht meistens auch die Sehnsucht nach Austausch und Zärtlichkeit. Das lässt sich manchmal nicht so schnell ändern, auf sexuelle Vergnügungen müssten Sie dann nicht unbedingt verzichten: Sie könnten auch alleine versuchen herauszufinden, was Sie sexuell mögen und was Sie nicht mögen und mit sich selbst Spaß haben.

> Zum Thema „Körperliche Selbsterfahrung" können Sie das Arbeitsblatt 3 im Anhang (vgl. Seite 51) anschauen.

Auch wenn Sie keinen Partner haben, werden Sie ganz für sich wissen, ob Sie sexuelle Probleme haben. Vielleicht haben Sie manches ausprobiert und versucht, Ihren Körper alleine zu erregen (masturbieren, selbstbefriedigen) und es ist Ihnen nicht gelungen. Es mag Ihnen aber auch Spaß gemacht haben, Sie trauen sich aber nicht, dies in künftige Partnerbeziehungen einzubringen. Oder Sie haben mit früheren Partnern nur unangenehme Erlebnisse gehabt, meinen vielleicht sogar, Sie seien wegen solcher Probleme verlassen worden. Das macht nicht unbedingt Mut, neue Partnerschaften zu suchen. Vielleicht wäre es unter diesen Umständen günstig, wenn Sie erst einmal lernen, überhaupt mehr Kontakte aufzunehmen. Bekanntschaften müssen nicht mit Sex enden, wenn Sie dies nicht wollen; darüber hinaus gibt es verständnisvolle Männer und natürlich auch Männer, die ihrerseits Probleme haben.

2.6 Welche Frauen haben sexuelle Störungen?

Wie häufig sind sexuelle Störungen? Sexuelle Störungen bei Frauen treten sehr häufig auf; eine neuere Studie zeigt, dass
- 32 % kein sexuelles Verlangen,
- 26 % Orgasmusstörungen,
- 23 % sexuelle Abneigungen und keine sexuelle Befriedigung,
- 21 % Erregungsstörungen (kein Feuchtwerden der Scheide) und
- 16 % sexuelle Schmerzen aufweisen.

Wenn Sie also sexuelle Probleme haben, betrifft Sie dies nicht allein!

Welche Frauen sind besonders betroffen? Geschiedene, verwitwete oder allein lebende Frauen haben häufiger sexuelle Probleme. Das wundert nicht und könnte damit zusammenhängen, dass sie sich generell nach einem Partner sehnen. Frauen, die als Kind oder Erwachsene Gewalt (körperliche wie sexuelle) erlebt haben, haben auch mehr sexuelle Probleme (besonders

Erregungsstörungen); aber nicht alle Frauen, die dies erlebt haben, fühlen sich sexuell beeinträchtigt.

> Obwohl gesellschaftlich häufig davon ausgegangen wird, ältere Frauen verlören die Lust am Sex, ist dem nicht so. Sie sind nicht sexuell gestörter als junge Frauen; wenn Frauen in jungen Jahren Sex genossen haben, tun sie dies auch eher im Alter.

Krankheiten und Medikamente: Wenn Sie unter körperlichen oder auch psychischen Erkrankungen (z. B. Depressionen) leiden, wird in der Regel neben anderem auch Ihre Lust auf Sexualität abgenommen haben, sei es wegen der Schmerzen oder wegen der Verringerung Ihrer Vitalität. Auch Medikamente verändern Ihre Antriebskraft, so dass Sie weniger Lust auf Sex haben. Das ist normal; wenn Sie gesunden und Medikamente überflüssig sind, vertrauen Sie darauf, dass solche Wünsche und Aktivitäten wiederkehren! Sollten Sie allerdings chronisch krank sein, dauerhaft Medikamente einnehmen müssen, die Ihre Vitalität dämpfen, so sollten Sie mit Ihrem Arzt oder Ihrer Ärztin sprechen, um ein anderes Medikament zu versuchen.

> Zärtlichkeit und Nähe sind besonders bei Krankheit wichtig, so dass Sie selbst bei Krankheit darauf nicht verzichten sollten.

Alkohol: Geringe Mengen Alkohol können Schüchternheit und sexuelle Ängste kurzfristig verringern und Sie können dadurch sich sexuell angeregter fühlen. Langfristig ist allerdings besonders der Genuss von reichlichem Alkohol gefährlich: bei dauerhaftem Alkoholmissbrauch entstehen sexuelle Störungen.

Drogen: Auch die Einnahme von Drogen (Kokain, Opiate, Cannabis) hat langfristig neben anderen negativen Auswirkungen sexuelle Störungen zur Folge. Über den Einfluss von Nikotin und Kaffee ist weniger bekannt.

2.7 Wie entwickeln sich sexuelle Störungen ohne Behandlung weiter?

Wie verlaufen sexuelle Störungen ohne Behandlung? Die meisten sexuellen Störungen verringern sich im Alter, doch sollten Sie nicht darauf vertrauen. Es geht Ihnen für Ihr jetziges Leben Freude und Lebensqualität verloren.

Schmerzen beim Geschlechtsverkehr (Vaginismus und Dyspareunie) bleiben dagegen eher bestehen, da Schmerzen und damit der Sex gemieden werden und so keine neuen positiven Erfahrungen gemacht werden können.

Wenn die Scheide im höheren Alter nicht mehr so feucht wird, ist das kein sexuelles Problem, sondern ein hormonelles. Sexuell erregt können Sie trotzdem sein. Das Problem lässt sich leicht mit Cremes oder Salben behandeln, wenn Sie Lust auf Sex haben.

2.8 Wie ist die Wirkung auf andere?

> Kein Mensch sieht Ihnen sexuelle Probleme an der Nasenspitze an: So gibt es keine Wirkung auf Menschen, denen Sie im normalen Alltag begegnen. Auch wenn Sie besonders schüchtern sind, kann niemand daraus schließen, Sie hätten sexuelle Probleme.

Aber: Innerhalb der Partnerschaft ist Ihr Problem erkennbar. Ihr Verhalten kann dabei missinterpretiert werden. Wenn Sie nicht darüber sprechen, kann der falsche Eindruck entstehen, Sie genössen Sex, obwohl Sie sich eher unzufrieden fühlen, weil Sie immer alles mitmachen. Oder Ihr Partner glaubt, Sie hätten sexuelle Probleme, obwohl Sie eigentlich momentan einfach andere Sorgen haben und unter Stress stehen.

2.9 Wirkungen bei sexuellen Partnern; Konfliktreiches in der Sexualität

Unterschiedliche Vorstellungen: Wenn Sie Sex mit einer anderen Person haben, spürt diese die Reaktionen Ihres Körpers, wirklich wissen kann sie aber nicht, was Sie empfinden. Wie Sex erlebt wird, hat mit der eigenen Geschichte zu tun, mit Erlebnissen, Moralvorstellungen und Erwartungen. Diese können sich von denen Ihres Partners sehr unterscheiden: Manche Menschen sehen Sex spielerisch, andere wieder sehen schon im ersten Kuss den Auftakt zum Geschlechtsverkehr. Damit verbunden kann die Vorstellung sein, dass Sex immer mit einem Orgasmus enden müsste. Wenn Sie sich solche Vorstellungen gegenseitig nicht mitteilen, birgt dies die Gefahr von Missverständnissen und Enttäuschungen.

Männliche und weibliche Sexualität: Unterschiede im Erleben von Männern und Frauen lassen ebenso Missverständnisse und Konflikte entstehen: Eine sexuelle Erregung ist beim Mann direkt beobachtbar, während eine Frau eine Erregung verbergen oder sie vorspielen kann. Wird darüber nicht gesprochen, kann das, was Sie zeigen oder was Sie selbst beim Partner wahrnehmen, falsch interpretiert werden: Eine sichtbare männliche sexuelle Erregung muss nicht heißen, dass ein Mann Sex haben will. Heftige Bewegungen und Stöhnen bei einer Frau muss nicht heißen, dass eine Frau sexuell erregt ist.

Ihr Partner ist immer so schnell: Ein anderes Problem mag zwischen Männern und Frauen auch darin bestehen, dass die Erregungskurven unterschiedlich verlaufen: So ist beim Mann schneller eine Erregung vorhanden, während bei vielen Frauen diese sanfter ansteigt (Frauen also länger brauchen). Eine Frau kann sich dann längere Zeit auf einem hohen Erregungsniveau halten, einen Orgasmus haben und weiter sexuell erregt sein, um dann einen weiteren Orgasmus zu bekommen. Wenn ein Mann einen Orgasmus hat, muss sein Körper sich erst einmal erholen: Seine Erregung sackt sehr schnell ab. Vielleicht kennen Sie das: Ihr Partner schläft ein und Sie haben noch nicht genug. Vielleicht gelingt es Ihnen, es ihm nicht übel zu nehmen, wenn Sie wissen, dass dies eine fast zwingende körperliche Reaktion ist. Er wacht ja hoffentlich auch wieder auf, und Sie können weitermachen.

Sie haben Sorgen und Ihr Partner will Sex? Für viele Frauen, nicht für alle, ist es unvorstellbar, Sex haben zu wollen, wenn Sie Sorgen haben, angespannt sind oder sogar Streit haben, während Männer – nicht alle – dazu neigen, sich mit Sex die Sorgen und Anspannung zu vertreiben. Bietet ein Mann Ihnen nun Sex an, gerade wenn Sie sorgenvoll und nervös sind, ist dies aus seinen Vorstellungen darüber zu verstehen. Sie selbst werden ihn als unsensibel ansehen, sich ärgern und Sex empört zurückweisen oder ohne Spaß mitmachen, obwohl er Ihnen etwas Gutes tun will.

Ihr Partner versteht nicht, was Sie wollen? Wenn Sie Probleme damit haben, sich mitzuteilen, was Sie mögen und was nicht, dann haben Sie vielleicht schon einmal versucht, Ihrem Partner dies auf eine andere Weise mitzuteilen: indem Sie ihn z. B. so gestreichelt haben, wie Sie gestreichelt werden möchten (nonverbale Kommunikation). Dasselbe könnte nun auch Ihr Partner versuchen, so dass jeder von Ihnen damit beschäftigt ist, anstatt zu erfragen, was der andere möchte. So können Sie beide unzufrieden bleiben. Sprechen Sie Ihre Wünsche aus und fragen Sie nach denen Ihres Partners!

Mit Arbeitsblatt 4 im Anhang des Ratgebers (vgl. Seite 53) können Sie Ihre kommunikativen Fähigkeiten testen. Mit Hilfe des Arbeitsblattes 5 (vgl. Seite 54) können Sie sich Gedanken in Bezug auf die Zufriedenheit mit Ihrer Partnerschaft machen.

2.10 Gibt es denn eine normale Sexualität?

Eine „normale" Sexualität gibt es nicht, es gibt immer individuelle Varianten, aber wir orientieren uns natürlich an dem, was andere Menschen in Ihrer Sexualität erleben. Sexuelles Verhalten und die Bedeutung von Sexualität verändert sich ständig. So haben Sie vielleicht schon einmal selbst versucht, etwas Neues auszuprobieren, von dem Sie gehört oder gelesen haben. Zu wissen, wie andere Menschen Sexualität erleben, ist hilfreich zur Beurteilung, ob Sie davon abweichen; wenn Sie Sexualität anders erleben als andere, sind Sie deshalb aber nicht sexuell gestört. Es sind Anhaltspunkte, und nur Sie selbst können letztlich beurteilen, worunter Sie leiden. Allerdings leiden manche Menschen gerade darunter, Sexualität nicht so zu erleben wie andere.

> Wenn Sie zufrieden sind, Ihr Partner sich mit Ihnen wohl fühlt, können Sie sexuell alles tun, was Sie möchten. Auch wenn Sie momentan oder auch dauerhaft keine Sexualität leben und Ihrem Partner das recht ist, ist das Ihre Sache, selbst wenn Sie mit diesem Ratgeberheft feststellen sollten, dass Sie „objektiv" sexuelle Probleme haben.

2.11 Wissenswertes über Sexualität – Ihr Körper und seine Biologie

Ist Sex nur hormongesteuert? Es gibt Östrogene (weibliche) und Androgene (männliche) Hormone; beide sind in unterschiedlichen Konzentrationen beim Mann und bei der Frau vorhanden. Bei der Entwicklung von sexueller Erregung ist das Androgen beteiligt. In Gang gebracht wird diese Entwicklung durch Fantasien, Entspannung, aber auch durch Gerüche, Laute und Berührungen, die im bisherigen Leben auch schon erotisierend gewesen sind.

Hormone und biologische Gegebenheiten spielen natürlich eine Rolle bei der Entwicklung von sexuellen Gefühlen und Erregung. Mehr aber noch wird eine sexuelle Erregbarkeit durch positive und negative Erfahrungen sowie von Einstellungen zur Sexualität beeinflusst. Wenn Sie bestimmte Praktiken z. B. vom Kopf her ablehnen, werden Sie diese auch nicht erregen.

Für viele Frauen ist Sexualität auch nicht ein abruptes Ereignis, sondern die Grenzen sind eher fließend. So kann ein angenehmes Gefühl von Entspannung Sie zu sexuellen Fantasien verleiten, die dann über die Steuerung Ihres Gehirns für eine Veränderung von Hormonen sorgen. Das spüren Sie dann subjektiv auch als Erregung.

Sexuelle Erregung und Lust in Phasen? Wir gehen davon aus, dass sexuelle Erregung in verschiedenen Phasen verläuft. Sexuelle Störungen werden dann auch diesen Phasen zugeordnet: der Erregungsphase, der Plateauphase und der Orgasmusphase – Phasen, in denen der Körper unterschiedlich reagiert. Das hört sich an, als sei dieser Phasenverlauf zwingend. So ist es nicht: Sexuelles Vergnügen kann auch ohne Geschlechtsverkehr und ohne Orgasmus erlebt werden! Auch kann es sein, dass Ihr Körper nicht so reagiert, wie weiter unten beschrieben wird, und Sie sich trotzdem lustvoll fühlen. Auch umgekehrtes ist möglich: Ihr Körper zeigt Anzeichen von Erregung, Sie selbst empfinden sich dagegen nicht als erregt (harte, aufgerichtete Brustwarzen sind nicht immer Zeichen sexueller Erregung; sie entstehen auch bei anderen wohligen Gefühlen, bei Aufregung anderer Art und bei Kälte).

Erregungsphase: Sichtbar ist häufig die Schwellung, die violette Farbveränderung der äußeren Geschlechtsorgane: des Kitzlers (Klitoris) und der kleinen Schamlippen (Sie könnten Sie auch Lustlippen nennen). Dadurch werden die großen Schamlippen leicht geöffnet und die Scheide wird feucht. Dabei ändert sich auch die Größe der inneren Scheide. Deshalb muss es Ihnen auch nicht Angst machen, dass ein Penis da nicht hinein passt! Er passt nur nicht, wenn Sie nicht erregt sind (oder z. B. bei Erkrankungen oder Operationsfolgen in diesem Körperbereich).

In dieser Phase erhöht sich meist der Puls, der Blutdruck steigt und Schweiß verstärkt sich, Ihre Brüste und Brustwarzen können sich vergrößern und härter werden – was nicht unbedingt immer der Fall ist.

Plateauphase: Subjektiv sprechen Frauen dann von „höchster Lust", Angespanntheit und Erregung. Dabei verfärbt sich das sichtbare Geschlecht noch dunkler (violett); das obere Drittel der Scheide wird noch weiter. Der untere Teil kann sich verdicken; das wird von den meisten Frauen nicht bemerkt. Blutdruck, Puls und Atmung steigen an, über den Körper hin kann sich eine Rötung bemerkbar machen.

Orgasmus: Frauen beschreiben diesen sehr unterschiedlich: als Pochen und Pulsieren im Becken, als besondere Anspannung mit Lustgefühlen. Beim Orgasmus entstehen Kontraktionen (rhythmisches Anspannen und Entspannen) von Muskeln im unteren Bereich der Scheide, ebenso wie im Uterus (Gebärmutter). Ausgelöst wird er bei Frauen auf die unterschiedlichste Weise: Durch direkte oder indirekte Berührung des Kitzlers, Druck in der Scheide durch den Penis, Berührungen der Brust und auch durch sexuelle Fantasien. Der Orgasmus dauert in der Regel zwischen 5 und 10 Sekunden. Frauen bleiben dann oft in der Erregung und können innerhalb der nächsten 10 bis 15 Minuten manchmal weitere Orgasmen haben.

> *Bericht einer Frau:* „Manchmal empfinde ich vor dem Orgasmus eine große Anspannung und habe das Gefühl, dass ich in eine rhythmische Bewegung hineinkomme, meine Oberschenkel anspanne, mein Becken sich ganz an meinen Partner presst und ich schnelle Bewegungen damit mache. So kann ich möglichst lange die Lust halten. Manchmal genieße ich, ohne mich viel zu bewegen, voller Lust die Bewegungen meines Partners und in meinem Körper und kann mich dabei ganz auf die Empfindung von Lust vorne im äußeren Bereich meiner Scheide konzentrieren."

G-Spot (Grafenberg-Punkt):

In den letzten Jahren wird wieder über die Existenz eines G-Punkts spekuliert, der an der vorderen Scheidenwand positioniert sein soll und bei Berührung zu sexueller Erregung und Orgasmus führen und sogar eine besondere Flüssigkeit ausscheiden soll, die dem Samenerguss des Mannes ähnele. Da es keine wirklichen Belege dafür gibt, sollten Sie nicht verzweifelt danach suchen, sondern lieber Ihre wirklichen sexuellen Wünsche äußern. Die meisten Frauen jedenfalls finden es höchst überflüssig, wenn Ihr Partner danach sucht.

3 Wie entstehen sexuelle Störungen und gehen sie von alleine weg?

3.1 Der Vergleich mit anderen und der Druck, sexuell zu funktionieren

Überall hören, lesen Sie, wie Sexualität zu sein hat: Frauen von heute sollen sexuell aktiv sein, haben z. B. selbstverständlich Orgasmen, wissen was Sadomasochismus ist oder wie sie eine Partnersuche per Internet betreiben. Solche Informationen können Standards setzen, die Sie als Druck erleben, sexuell „richtig" zu funktionieren. Ganz entgehen kann man diesen Entwicklungen nicht; solche vermittelten Normen veranlassen Menschen sich damit individuell zu vergleichen und sich als beeinträchtigt zu erleben. Auf der anderen Seite hat natürlich diese Freizügigkeit in den Medien und in der Öffentlichkeit auch ihre Vorteile: Sie können sich heute trauen, Ihre sexuellen Vorlieben zu äußern und zu praktizieren, ohne Angst haben zu müssen, dafür bestraft oder sozial geächtet zu werden, wenn Ihre sexuellen Partner diese Vorlieben teilen und sie niemandem schaden.

Das Spektrum von sexuellen Verhaltensweisen ist zwar groß – bei heterosexueller (Frau/Mann) wie bei lesbischer (Frau/Frau) Orientierung – sie reichen von der Selbstbefriedigung, Zärtlichkeit, Petting, Stimulation mit der Hand, oralem Sex (mit Mund und Zunge), genitalem (Penis und Scheide) bis zu analem Sex (den After stimulieren oder eindringen). Bei all diesen Praktiken werden als Hilfe Gleitmittel, Cremes, Vibratoren oder Dildos (künstlicher Penis) auch genutzt. Auch wenn die Auswahl groß ist, so praktizieren doch die meisten Frauen mit ihren Partnern einen Geschlechtsverkehr, bei dem sie selbst auf dem Rücken liegen – eine Position, die ihnen aber wenig Regie über die eigenen Bewegungen gibt, sie passiver macht und so den Sex beeinträchtigen kann. Trotzdem empfinden viele Frauen diese Stellung als durchaus befriedigend.

Auch gesellschaftliche Vorstellungen darüber, ob und wie ältere Menschen Sex haben, beeinflussen uns: Während früher die Vorstellung herrschte, Ältere hätten keinen Sex mehr, insbesondere Frauen, so lesen Sie heute mehr und mehr, dass Sex im Alter gesund erhalte und Sie Sex nicht aufgeben sollten. Beide Vorstellungen sollten Sie nicht zu ernst nehmen, sondern Sie sollten danach handeln, was Sie selbst wirklich wollen.

Menschen, die schon immer Spaß an Sex hatten, betreiben ihn bis ins hohe Alter: Manche, sogar über 80-Jährige, betreiben z. B. Petting und oralen Sex, verzichten dafür eher auf den Geschlechtsverkehr.

3.2 Wodurch wird Sexualität beeinflusst und wodurch kann sie gestört werden?

Es gibt nicht eine einzige Ursache für sexuelle Störungen; meist ist es ein ganzes Bündel von Gründen, die im Laufe des Lebens entstanden sein können. Sie entstehen z. B. über körperliche Erfahrungen, bisherige Erlebnisse mit Beziehungen und von Ihnen entwickelte Erwartungen an Sexualität oder an Ihren Partner, die vielleicht enttäuscht wurden.

Gesellschaftliche Normen: Von den Medien wird ein Bild der weiblichen Sexualität vermittelt, das der Wirklichkeit nicht entspricht, trotzdem aber individuell Druck ausübt: Frauen seien heute besonders aktiv, nähmen sich was sie wollen, würden auch sadomasochistische Aktivitäten betreiben. Sexuelle Erfüllung wird versprochen, je mehr außergewöhnliche Praktiken angewandt werden. Der Alltag von Frauen wird dem überhaupt nicht gerecht: Die alltäglichen Beanspruchungen durch Partner, Familie, Haushalt und Beruf lassen ihnen häufig wenig Zeit, zur Besinnung zu kommen und Sex zu genießen.

Traditionellere Normen werden meist innerfamiliär über Mütter und Großmütter an Frauen weitergegeben, ohne dass diese immer direkt ausgesprochen werden: Z. B. dass eine Frau sexuell nie den ersten Schritt machen sollte oder sie eher passiv zu sein habe, um nicht als „verrufenes" Mädchen bekannt zu werden. Vielleicht wurde Ihnen auch vermittelt, dass Sex nur mit Liebe gemacht werden dürfe. Das ist ein besonders hoher Anspruch und birgt Konflikte: So z. B. zu glauben, man liebe jemanden, weil man Sex mit ihm hatte. Die meisten dauerhaften Partnerschaften werden heute mit der Erwartung eingegangen, dass die Erotik, die Liebe und der Sex ein Leben lang halten sollen, eine Erwartung, die nur in den seltensten Fällen in Erfüllung geht.

> Eine besondere Rolle bei der Entwicklung sexueller Probleme spielt dabei für Frauen auch die Vorstellung, dass Sex immer mit einem Geschlechtsverkehr enden müsse: Ein „Vorspiel" müsse auch ein „End-

> spiel" haben! Es handelt sich schließlich nicht um ein Turnier oder einen Wettkampf. Wenn Sie annehmen, dass Ihr Partner solche Vorstellungen hat, so neigen Sie vielleicht dazu, mehr mitzumachen als Sie eigentlich wollten, oder aber schon geringste Zärtlichkeiten zu vermeiden. Sie sollten Ihren Partner danach fragen.

Aus solchen Quellen speisen sich falsche Vorstellungen, wie Frauen seien, wie Männer seien und wie Sex sein sollte. So glauben manche Menschen, dass es ungesund sei, keinen Sex zu haben und dies zu anderen Problemen führe. Das ist natürlich Unsinn; es macht vielleicht unzufrieden aber nicht krank. Häufig ist es gerade andersherum: Wenn man krank ist, hat man eben keine Lust auf Sex. Auch gibt es im Lebensverlauf immer wieder Phasen, in denen die Bedeutung von Sexualität zurücktritt. Wie Wünsche besonders nach spontanem Sex in die Praxis umgesetzt werden sollen, wenn z. B. Säuglinge zu versorgen sind, ist nicht recht vorstellbar. Ein anderes Beispiel ist die Vorstellung, dass man beim Sex keine großen Worte brauche; wenn der Partner nicht ohne Worte verstehe, was seine Partnerin sexuell mag, so kann er eben seine Partnerin ja wohl nicht lieben.

> Um herauszufinden, welche dieser falschen Vorstellungen auch auf Ihr Sexleben Einfluss nimmt, können Sie das Arbeitsblatt 6 im Anhang (vgl. Seite 56) anschauen.

Elternhaus und Jugend: Einflüsse aus dem Elternhaus und Erfahrungen in der Jugend bestimmen Ihre Erwartungen an Sexualität mit. Sie können sich folgende Fragen stellen: Wurden Sie als Kind gemocht oder eher vernachlässigt, gab es ein offenes Klima oder gab es Tabus? Welches Modell an Nähe und Zärtlichkeit haben Sie bei Ihren Eltern beobachten können? Haben Sie schon früh Ängste entwickelt? Aber auch über Ihr Elternhaus oder Kinderfreundschaften werden falsche Vorstellungen vermittelt, die Ihr erwachsenes Leben mitbestimmen: z. B. „Sex muss spontan sein" oder „Frauen wollen weniger Sex als Männer". Solche Aspekte wie auch aktuelle Lebensbedingungen wie die Dreifachbelastung von Frauen (Kinder, Haushalt und Beruf) können die Grundlage der Störung bilden.

Erste sexuelle Erfahrungen: Wenn erste Erfahrungen mit großer Angst gemacht werden, insbesondere dann, wenn sich Frauen unter Druck fühlen, Sex mitzumachen, ohne dass sie sexuell erregt sind, bestätigen sich solche Ängste, das Unwohlsein im Umgang mit Sexualität verstärkt sich und Sexualität wird vermieden. Wenn Sie dann noch in einer Partnerschaft leben, in der Sie beide nicht gelernt haben, solche Probleme anzusprechen, vermeiden Sie beide die Sexualität. Noch ärger wird es dann, wenn Partner das Problem belächeln, Witze reißen oder aber von anderen Frauen schwärmen. Dies setzt Frauen noch mehr unter Druck. Druck und Anspannung ist aber mit sexueller Erregung – meistens – nicht vereinbar. Die meisten Frauen brauchen entspannte Gefühle, um sich auf Sexualität einlassen zu können.

Lebensverlauf: Ungünstige Bedingungen im gesamten Lebensverlauf können die Entwicklung von sexuellen Störungen fördern: schwierige Schwangerschaften und Geburten, problematische Partnerbeziehungen und Alltagsbelastungen wie die Dreifachbelastung durch Beruf, Haushalt und Familie.

Teufelskreis: Wenn nun erste sexuelle Probleme auftauchen, so kann sich ein Teufelskreis entwickeln. Sexuelle Probleme werden schon erwartet, die Ängste, das Unwohlsein verstärken sich und die nächste sexuelle Aktivität steht schon wieder unter einem unglücklichen Stern: Sie sind nicht entspannt, achten ängstlich auf Reaktionen und wollen dann von Sexualität noch weniger wissen. Je weniger Sie aber ausprobieren, desto mehr verfestigt sich der Gedanke, Sex mache keinen Spaß, mache Angst oder bringe Schmerzen.

Besonders traurig kann Sie auch machen, dass Ihr Partner von all dem nichts merkt, gerade weil Sie Sex weiter mitmachen. Vermeiden Sie Sex insgesamt, dann kann es sein, dass Ihr Partner dies völlig missinterpretiert, da er glaubt, er sei nicht mehr attraktiv für Sie. Daraus könnten Sie dann wiederum den falschen Schluss ziehen, dass Sie, um ihm die Verunsicherung zu nehmen, Sex mitmachen, ohne wirkliche Lust zu verspüren: ein Teufelskreis! Ein ganz anderes Problem ergibt sich allerdings, wenn Sie wirklich Ihren Partner nicht mehr attraktiv finden und Sie deshalb die Nähe zu ihm meiden. Dies ist allerdings kein sexuelles Problem.

> Um sich Gedanken darüber machen zu können, wie sich Ihr Problem entwickelt haben mag, finden Sie im Anhang auf Arbeitsblatt 6 (vgl. Seite 56) mögliche aktuelle Einflüsse auf Ihre Sexualität und auf Arbeitsblatt 7 (vgl. Seite 57) falsche sexuelle Vorstellungen darüber, wie Sex sein sollte und wie Männer und Frauen seien. Auf Arbeitsblatt 8 (vgl. Seite 58) finden Sie darüber hinaus eine Auflistung von ungünstigen Erfahrungen in Kindheit und Jugend oder anderen Belastungen, die einen Einfluss auf die Sexualität haben.

4 Was kann man gegen eine sexuelle Störung tun?

4.1 Motivation und Hindernisse

Ihre Motivation: Warum möchten Sie Ihr sexuelles Leben verändern? Was genau vermissen Sie? Ist es die Zärtlichkeit, die körperliche Nähe oder aber das Begehren und die Lust, die Ihnen fehlt? Hat sich Langeweile eingeschliffen? Wenn Sie feststellen, dass Sie alles, was Sie vermissen, Ihrem Partner anlasten, ist das kein günstiger Ausgangspunkt etwas zu verändern. Ihn können Sie nicht verändern. Sie können aber dafür sorgen, dass Sie selbst etwas ändern, indem Sie z. B. Ihr Problem überhaupt erst einmal ansprechen und Ihre Wünsche klarer äußern. Ihr Partner wird sich entscheiden, ob er mitmacht.

> Mit dem Arbeitsblatt 6 (vgl. Seite 56) können Sie genauer beurteilen, was Sie in der Sexualität konkret stört.

Noch eine wichtige Frage: Was hinderte Sie denn bisher daran, etwas zu verändern? Mag sein, dass Sie Angst haben, Ihren Partner zu verlieren, wenn Sie denn Ihre Wünsche oder Ihre Unzufriedenheit äußern. Mag aber auch sein, dass Sie sich längst eingerichtet haben in Ihrem Leben und selber bequem geworden sind oder wirklich zu viel andere Dinge um die Ohren haben. Auch sollten Sie sich die Frage stellen, ob in Ihr jetziges Leben z. B. überhaupt die Bemühungen um eine Veränderung wie z. B. eine Therapie passen?

> Sehr wichtig ist es herauszufinden, ob Sie selbst eine Veränderung möchten, ob dies andere möchten und Sie sich dazu gezwungen fühlen. Lassen Sie sich nicht überreden, sondern betrachten Sie genau, welche Befürchtungen Sie haben, und ob für Sie selbst etwas Positives dabei herauskommen kann.

Hindernisse, sexuelle Probleme zu verändern, können auch darin liegen, dass Sie ganz andere Ängste haben:
– Unausgesprochenes oder Befürchtetes zu hören (z. B. nicht mehr attraktiv für den Partner zu sein, nicht geliebt zu werden),

– Bequemlichkeiten aufgeben zu müssen (z. B. ritualisiertes Fernsehen) und damit Verantwortung für die eigene Sexualität zu übernehmen,
– Zeit dafür zu opfern,
– unter Überlastung leiden (Dreifachbelastung: Beruf, Familie, Haushalt),
– oder Vorstellungen haben, wie „mein Partner versteht mich ja doch nicht".

4.2 Was können Sie selbst dagegen tun?

Ihre Wünsche und Abneigungen: Manche sexuellen Probleme werden Sie selbst in den Griff bekommen, wenn Sie sich trauen, sich mit Ihren sexuellen Erfahrungen – angenehmen und unangenehmen –, Wünschen und auch Kränkungen auseinander setzen. Das bedeutet, sich selbst genauer zu beobachten und vor sich selbst offen zu legen, was die konkreten Änderungswünsche sind. Dazu gehört, sich auch mit früheren Wünschen, die mittlerweile in den Hintergrund getreten sind, zu konfrontieren und sich zu fragen, warum sie denn verloren gegangen sind, oder was Sie hindert, diese Wünsche auch Wirklichkeit werden zu lassen. Welche Erfahrungen haben Sie bisher mit Ihrem Körper gemacht? Mögen Sie ihn, was mögen Sie nicht und warum nicht, wissen Sie woher die Abneigung kommt? Haben Sie sich früher und auch jetzt selbst befriedigt? Diese Aspekte können als Anhaltspunkte dienen, um erste Veränderungswünsche zu formulieren und sie Ihrem Partner, falls vorhanden, mitzuteilen.

Wie steht es um Ihre Partnerschaft? Eine Bestandsaufnahme Ihrer momentanen Partnerschaft könnte Ihnen zeigen, welche Probleme an erster Stelle stehen: In vielen Partnerschaften müssen die Beteiligten erst einmal lernen, sich überhaupt auszutauschen, bevor sie sexuelle Probleme ansprechen können. Hilfreiche Fragen sind dabei, mit welchen Erwartungen Sie die Partnerschaft begonnen haben und ob und wann etwas schiefgegangen ist. Was mögen Sie und was mögen Sie nicht an Ihrem Partner? Gab es besondere Krisen und Kränkungen, die Sie nicht vergessen können? Was haben Sie bisher versucht, um Ihre Probleme anzugehen?

Mit anderen über Sex sprechen; nur wie? Sich zu überwinden, mit Freunden zu sprechen und insbesondere mit dem Partner zu sprechen, kann manchmal genügend Impulse geben, selbstständig etwas zu ändern. Falls Ihnen das Probleme bereitet, so sollten Sie sich klar machen, das die meisten Menschen nicht gewohnt sind, über ihre Sexualität zu sprechen und froh sind, wenn Sie die erste sind, die damit anfängt. Die ganz richtigen Worte für Sexualität gibt es nicht; benutzen Sie Worte, die Sie kennen, auch wenn diese sich vielleicht „schlüpfrig" anhören:

> Eine perfekte Sprache über Sexualität gibt es kaum, und Ihr Gesprächspartner weiß vielleicht auch nicht die richtigen Worte. Sprechen Sie aus, dass Sie deswegen Hemmungen haben, dann werden diese unwichtiger. Falls Ihnen Formulierungen für Geschlechtsteile schwer fallen, so sollten Sie üben, Sie auszusprechen, alleine oder mit einer Freundin. Die gängigsten Worte für das männliche Geschlechtsteil sind „Penis", auch „Schwanz" mit den „Eiern" oder den „Hoden" und für das weibliche Geschlechtsteil „Vagina" oder „Scheide" mit der „Klitoris" oder dem „Kitzler". Wenn Sie den Geschlechtsverkehr ansprechen wollen, können Sie eben dieses Wort benutzen, aber auch „miteinander schlafen" wird jeder verstehen. Auch „vögeln" oder bei jüngeren Menschen „poppen" wird verstanden.

Wie frage ich meinen Arzt oder meine Ärztin? Im Gespräch mit Ärzten brauchen Sie ebenso wenig eine Fachsprache. In der Regel werden diese Ihnen helfen, das Problem konkret besprechen zu können. Falls Sie meinen, Ihr Arzt sollte den ersten Schritt machen und Sie befragen, geben Sie nur die Verantwortung ab. Wenn Sie das Problem selbst auch ansprechen, können Sie auch herausfinden, ob dies die richtige Person ist, der Sie mehr über Ihr Sexualleben berichten mögen. Und nur dann können Sie gemeinsam herausfinden, ob dieses Gespräch Ihnen reicht, selbst etwas zu verändern, ob Sie mehr Gespräche wünschen oder ob Sie zu einer Sexualtherapie überwiesen werden wollen.

> Bei den meisten psychischen Problemen wird gerne darauf verwiesen, dass Selbsthilfegruppen sehr hilfreich sein können. Keiner kann Sie davon abhalten, auch bei sexuellen Problemen diese aufzusuchen, aber bei schwereren sexuellen Problemen bieten sie keine Hilfe.

Körperliche Selbsterfahrung: Eine besondere Eigeninitiative, die Sie selbstständig ergreifen können, ohne auf fremde Hilfe dringend angewiesen zu sein, bieten solche Programme, die dazu dienen, den eigenen Körper besser kennen zu lernen. Mit solchen Erfahrungen könnten Sie besser gerüstet sein, Ihrem Partner (oder einem zukünftigen) deutlich zu machen, was Sie mögen und was Sie nicht mögen.

■ Nutzen Sie hierzu auch das Arbeitsblatt 3 im Anhang (vgl. Seite 51).

4.3 Kann Ihr Partner hilfreich sein?

Er ist von Ihrem Problem betroffen und leidet darunter ebenso wie Sie oder auf eine andere Weise. Möglicherweise ist ihm das Problem auch nicht ganz klar, weil Sie auf sexuelle Wünsche zuweilen eingehen, obwohl Sie keine Lust haben. Auf jeden Fall ist es am günstigsten, wenn es Ihnen gelingt, ihn in ein Gespräch über Ihre gemeinsame Sexualität zu ziehen. Fragen Sie ihn, wie er denn den Sex erlebt, was er vermisst und was er mag. In vielen Fällen hilft dies Paaren weiter, ohne dass diese professionelle Hilfe benötigen. Darüber nicht sprechen zu können, ist aber ja häufig schon das Problem, sodass Sie hierbei vielleicht Unterstützung benötigen.

> Lässt sich Ihr Partner bewegen, zu einer Beratung oder einer Therapie mitzukommen, so sind die Chancen einer Verbesserung Ihrer Probleme größer. Sie sollten aber damit rechnen, dass er vielleicht auch Angst vor einer Veränderung hat. Sind Sie gemeinsam in einer Beratung oder Therapie, so lassen sich manche Missverständnisse klären; Wünsche und Vorlieben sowie Abneigungen können mit therapeutischer Hilfe deutlich gemacht werden.

4.4 Professionelle Hilfe

Probleme auszusprechen hilft schon – besonders bei einem einfühlsamen Zuhörer. Manchmal allerdings sind auch Ärzte und Ärztinnen so überaus vorsichtig, Sie daraufhin anzusprechen, weil sie vermuten, dass es Ihnen unangenehm ist. Sprechen Sie deshalb ruhig von selbst Ihr Problem an. Auch wenn Sie herumstottern oder rot werden, ist das kein Problem. Den meisten Menschen geht das so und das könnte selbst Ihrem Arzt oder Ihrer Ärztin so gehen. Fragen Sie, ob auch Zeit für ein Ihnen wichtiges Gespräch vorhanden ist. Ihr Hausarzt könnte die Person sein, Ihr Gynäkologe oder, ganz wie Sie mögen, eine Gynäkologin.

> Sie können sich natürlich schon vor Beginn eines solchen Gesprächs z. B. mit diesem Ratgeber und den Arbeitsblättern auf solch ein Gespräch vorbereiten. Hilfreich sind auch konkrete Fragen, die Sie beantwortet haben wollen. Schreiben Sie sie am besten auf.

Falls Sie glauben, nicht ohne therapeutische Hilfe auszukommen, so sollten Sie Ihren Arzt oder Ihre Ärztin auch danach fragen, ob er oder sie geeignete Therapeuten kennt, die eine spezielle Ausbildung zur Behandlung von sexuellen Störungen haben, um Sie überweisen zu können.

Was muss Ihr Arzt oder Ihre Ärztin wissen, damit Sie auch Verständnis finden? Er oder sie sollte einfühlsam sein und Zeit haben. Sie sollten sich mit dem Leben von Frauen auseinander gesetzt haben und Verständnis auch für fremdes sexuelles Verhalten haben, Toleranz zeigen und ansatzweise Kenntnisse darüber haben, wie Sexualität im Lebensverlauf sich bei Frauen ändern und problematisch werden kann. Er oder sie muss keine spezielle Ausbildung in Sexualtherapie haben, um zuhören und bei der genaueren Betrachtung Ihres sexuellen Problems hilfreich sein zu können. Auch wenn die Personen, denen Sie Ihre Probleme mitteilen, keine Therapie anbieten können, so mag das Aussprechen es Ihnen erleichtern, Ihr Problem genauer anzugehen und auch schon etwas zu verändern.

Familien- und Eheberatungsstellen sowie Pro Familia sind besonders geschult, auf sexuelle Probleme einzugehen.

Auf Seite 42 finden Sie Hilfe bei der Suche nach Kontaktadressen von ausgebildeten Sexualtherapeutinnen und -therapeuten in Ihrer Region.

4.5 Beratung oder Therapie?

Ob Sie eine Therapie oder eine kürzere Beratung brauchen, entscheidet sich oftmals erst, nachdem Sie Ihre Probleme und das, was Ihre Sexualität behindert, ausgesprochen haben. Meist ist das genaue Erfragen von sexuellen Wünschen, Abneigungen, die Beurteilung der Partnerschaft und ein Verständnis des „Teufelskreises" genügend informativ, dass Sie selbst Ihr Problem angehen können. Für das gegenseitige Verständnis ist es sehr nützlich, wenn Ihr Partner, falls vorhanden, zu solchen Gesprächen mitkommt und sein Erleben offen legt.

Beratung: In einer Beratung, die etwa 2 bis 5 Termine umfasst, kann Ihnen Wissenswertes vermittelt werden, es können moralische Einstellungen und Blockierungen gemeinsam überprüft und Ängste, vielleicht nicht normal zu sein, genommen werden. Erst wenn Änderungsvorschläge nichts fruchten, sollte eine intensive Therapie erwogen werden. Manchmal aber kann auch eine ursprünglich geplante Therapie überflüssig werden. Das sollten Sie aber niemals ganz plötzlich entscheiden, sondern Sie sollten sich dann fragen, ob Sie Sex nur wieder erneut vermeiden, weil Sie Angst vor der Veränderung haben.

Ziele einer Beratung: Bei einer Beratung sollten Sie die Möglichkeit haben, mehr Verständnis für Zusammenhänge zu entwickeln, die zu Ihrem sexuellen Problem geführt haben, und auch unrealistische Vorstellungen von Sexualität – wie z. B. männliche und wie weibliche Sexualität zu sein habe – zu überprüfen.

> Eine kurzfristige Beratung ist sinnvoll bei Wissenslücken, bei erst kurz bestehenden sexuellen Problemen, bei sexuellen Problemen, die erst im Zusammenhang mit anderen belastenden Lebensereignissen und bei oder nach aktuellen Erkrankungen auftauchten, und bei Neuerungen in Ihrem Leben wie bei Schwangerschaft und Geburten. Aber auch dann, wenn Sie eine gute Partnerschaft haben und Ihr Problem nur ist, sexuelle Wünsche und Abneigungen überhaupt nicht aussprechen zu können, ist eine Beratung nützlich.

Therapie: Eine längerfristige Therapie ist dann angezeigt, wenn Ihre sexuellen Probleme schon immer oder, obwohl Sie versucht haben, etwas zu ändern, über ein halbes Jahr vorhanden waren. Auch bei längerer Vermeidung von Sexualität, bei schweren Konflikten in der Partnerschaft, die Auswirkungen auf Ihre Sexualität haben, und wenn Sie unter Ihrem sexuellen Problem leiden, ist eine Therapie angezeigt. Ganz dringend aber sollte eine Therapie durchgeführt werden, wenn Sie unter Scheidenkrämpfen leiden (Vaginismus).

4.6 Wie sieht eine Therapie aus?

Einzel- und Paartherapie: Es gibt verschiedene Arten, Therapien durchzuführen: als Einzeltherapie, in der natürlich Aspekte einer Partnerschaft mitbesprochen werden, oder als Paartherapie. Bei der Paartherapie wird es Ihre Aufgabe sein, Ihren Partner dazu zu bewegen, mitzukommen. Das ist manchmal schwierig, doch die Therapie ist erfolgreicher. Wie Sie ihn (oder sie) dazu bewegen können, dazu geben Ihnen Therapeuten sicher Hilfestellung.

Bei einer Einzeltherapie bearbeiten Sie mit einem Therapeuten oder einer Therapeutin gemeinsam Ihre Probleme. Eine Einzeltherapie wird auch dann nötig sein, wenn Sie einen Partner haben, der Sie keinesfalls begleiten möchte. Dann kann Ihre Partnerschaft durchaus davon profitieren, dass Sie mehr Selbstbewusstsein entwickeln, z. B. sexuelle Wünsche oder Abneigungen auszudrücken und auch andere Bereiche Ihrer Partnerschaft zu verändern. Es ist nicht zwingend notwendig, von einer Frau behandelt zu werden, obwohl Sie vielleicht meinen, von einer Frau besser verstanden zu werden. Männliche Therapeuten haben sich mit weiblichen Vorstellungen auseinander gesetzt und können Frauen ebenso gut verstehen.

Bei Frauen, die keinen Partner haben, kann es manchmal darum gehen, zunächst einen Bezug zu ihrem eigenen Körper zu entwickeln und darüber hinaus zu lernen, wie man Kontakte herstellt, ohne die Angst zu haben, dass es gleich um Sex gehen muss. Auch das „Nein-Sagen" wird in besonderer Weise berücksichtigt.

Wenn Sie gemeinsam mit Ihrem Partner eine Therapie beginnen, wäre dies besonders günstig mit einem Therapeutenpaar. Das ist häufig in der Praxis leider nicht möglich und auch nicht unbedingt notwendig. Bei einer Paartherapie werden Sie aber Gelegenheit haben, auch mit dem Therapeuten oder der Therapeutin allein zu sprechen, um dann gemeinsam alle Informationen zusammenzutragen. Sie werden sich dann gemeinsam über das weitere Vorgehen einigen und Hausaufgaben besprechen, für die Sie mit Ihrem Partner die nötige Zeit aufbringen müssten.

Der erste Schritt ist meistens damit verbunden, zu lernen, wie Sie überhaupt über Sex sprechen können. Es geht dann weiterhin nicht nur um Sexualität, sondern auch um die Bedeutung von Zärtlichkeit und Nähe, auch darum, Ihr Repertoire zu erweitern, um Zärtlichkeit und Nähe entspannt und sexuelle Aktivitäten ohne Ängste zu erleben. In einzelnen Abschnitten der Therapie kann es um eine speziellere Bearbeitung von Ängsten gehen, die vielleicht mit traumatischen Erlebnissen verbunden sind. Solch ein Vorgehen dient auch dazu, Vermeidungsverhalten abzubauen, Alltagsbedingungen zu ändern und mit neuem Mut an angenehme Empfindungen heranzugehen. Sie brauchen keine Angst zu haben: Übungen mit Ihrem Partner werden Sie nicht in der Sitzung durchführen, sondern zu Hause oder anderswo.

Gruppentherapie: Es gibt auch die Möglichkeit, Ihre Probleme in der Gruppentherapie zu bearbeiten: entweder mit anderen betroffenen Paaren oder aber nur mit Frauen. Die Gruppe kann sich gegenseitig viel Unterstützung bieten und Ihnen zeigen, dass Ihre Probleme auch andere haben. Allerdings ist es in der Praxis manchmal sehr schwierig, Gruppen zusammenzustellen. Vielleicht könnten Sie Ihre Therapeuten darauf ansprechen, ob diese Möglichkeit besteht.

Dauer: Therapien dauern in der Regel ein halbes bis dreiviertel Jahr, und Sie treffen sich einmal in der Woche. Zwischen den Terminen müssten Sie sich Zeit für sich selbst und – bei vorhandenem Partner – gemeinsam nehmen, um bestimmte „Hausaufgaben" auch durchführen zu können. Um so wichtiger ist es, abzuschätzen, ob eine Therapie in Ihre nächsten Planungen hineinpasst.

Ziele von Therapien: Den genauen Fahrplan für eine Therapie werden Ihnen die Therapeuten geben, wenn Sie dies wünschen. Alle therapeutischen Bemühungen sind darauf abgerichtet, ein Verständnis, auch ein gegenseitiges, für das Problem zu entwickeln und Sexualität unter neuen Bedingungen entsprechend Ihren Wünschen und verbunden mit neuen Vorschlägen neu zu erleben.

Was kann die Therapie nicht? Viele Frauen möchten in einer Therapie nicht nur lernen, wieder Sex zu genießen, sondern möchten auch erotische Gefühle oder Verliebtheit wiederherstellen. Das ist verständlich, weil es so schön ist. Das kann Ihnen allerdings keine Therapie bieten, sondern Therapien können Ihnen dazu verhelfen, sexuell zufriedener zu werden und Sie vielleicht mit offeneren Augen und wacherem Körper für erotische Gefühle zugänglicher zu machen und nicht in Unzufriedenheit zu verharren.

4.7 Was haben ausgebildete Sexualtherapeutinnen und -therapeuten zu bieten?

Sexualtherapeuten haben gelernt, Menschen bei dem Aussprechen ihrer sexuellen Probleme zu helfen, und wissen, welche psychischen und körperlichen Erkrankungen auch zu sexuellen Störungen führen können. Sollte sich dies herausstellen, so werden Sie an andere dafür geeignete Therapeuten und Ärzte überwiesen werden. Da Sexualtherapeuten in der Regel auch in anderen Therapieverfahren ausgebildet sind, können sie ein breites Repertoire an therapeutischen Möglichkeiten anbieten, die sich auch auf andere Bereiche, die mit Ihrer Sexualität im weitesten Sinne zusammenhängen mögen, anbieten. Sie können auch feststellen, inwieweit eine Therapie oder nur eine Beratung nötig ist, und haben in einer zusätzlichen Weiterbildung gelernt, wie sexuelle Störungen zu behandeln sind.

4.8   Wie erfolgreich sind die Therapien?

Die Therapien sexueller Störungen sind außerordentlich erfolgreich und das auch für die Zeit nach der Therapie. Ihr Engagement und Bereitschaft gehört natürlich auch dazu und auch, dass Sie zu solchen Veränderungen bereit sind, Zeit dafür erübrigen und auch nach einer Therapie sich an das, was Sie gelernt haben, immer wieder erinnern und danach handeln.

> Das oberste Gebot bleibt dabei: Sprechen Sie Ihre Probleme an und fragen Sie nach denen Ihres Partners. Vielleicht entwickeln Sie ja dann noch ganz neue Träume!

Anhang

Literaturempfehlungen

Arentewicz, G. & Schmidt, G. (Hrsg.). (1993). *Sexuell gestörte Beziehungen* (3. Aufl.). Stuttgart: Enke.

Barbach, L. (1997). *For yourself.* Berlin: Ullstein.

Ecker, D. (2004). *Aphrodites Töchter. Wie Frauen zu erfüllter Sexualität finden.* München: Wilhelm Goldmann Verlag.

Franke, A. & Kämmerer, A. (2001). *Klinische Psychologie der Frau.* Göttingen: Hogrefe.

Gotved, H. (2002). *Kräftiger Beckenboden – erfüllte Sexualität.* Stuttgart: Trias.

Gromus, B. (2002). *Sexualstörungen der Frau.* Fortschritte der Psychotherapie, Bd. 16. Göttingen: Hogrefe.

Kockott, G. & Fahrner, E.-M. (2000). *Sexualstörungen des Mannes.* Fortschritte der Psychotherapie, Bd. 9. Göttingen: Hogrefe.

Sydow, K. v. (1993). *Lebens-Lust. Weibliche Sexualität von der Kindheit bis ins Alter.* Bern: Huber.

Zettl, S. & Hartlapp, J. (1997). *Sexualstörungen durch Krankheit und Therapie.* Berlin: Springer.

Zilbergeld, B. (1994). *Die neue Sexualität der Männer.* Tübingen: DGVT-Verlag.

Kontaktadressen zur Suche nach geeigneten Therapeutinnen und Therapeuten

Regionale Pro Familia Beratungsstellen können Ihnen bei der Suche nach einer Sexualtherapie in der Regel helfen und bieten teilweise auch Therapien an (Adressen und Telefonnummern finden Sie im örtlichen Telefonbuch).

Die Deutsche Gesellschaft für Sexualforschung bildet kontinuierlich Therapeuten aus. Bei www.dgfs.info unter „Fortbildung" finden Sie regionale Ansprechpartner, die Ihnen weiterhelfen können. Über die Sprecherin des Fort- und Weiterbildungsausschusses erhalten Sie Informationen über regionale Beratungs- und Behandlungsangebote:

Dipl.-Psych. Margret Hauch
Universitätsklinikum Hamburg-Eppendorf
Sexualberatungsstelle des Instituts für
Sexualforschung und Forensische Psychiatrie
Martinistraße 52
20246 Hamburg

Arbeitsblätter

Arbeitsblatt: Anhaltspunkte, ob Sie ein sexuelles Problem haben   1

	Ja	Nein
Ich bin sexuell unzufrieden.	☐	☐
Ich fühle mich beeinträchtigt in meinem sexuellen Verhalten. *(Sex ist für Sie nicht so, wie Sie es sich vorstellen oder wie er einmal war)*	☐	☐
Ich erlebe Sex nicht so, wie ich es möchte. *(Sie sind sexuell aktiv, fühlen sich aber unzufrieden oder Sie sind nicht aktiv und darüber unzufrieden oder Ihr Partner möchte etwas anderes als Sie wollen)*	☐	☐
Ich spüre, dass mein Körper nicht angemessen reagiert. *(Sie spüren keine Erregung, Ihre Scheide wird nicht feucht, Ihnen wird beim Sex nicht warm)*	☐	☐
Während ich sexuell aktiv bin, verschwindet meine Erregung wieder. *(Sie fühlen sich erregt und etwas unterbricht Sie: Gedanken und Sorgen, Aktivitäten Ihres Partners, die Sie nicht mögen, Schmerzen oder Angst davor)*	☐	☐
Ich hatte noch nie einen Orgasmus oder sehr selten. *(Wie stellen Sie sich einen Orgasmus vor? Was wünschen Sie sich?)*	☐	☐
Ich habe eigentlich nie Lust auf Sex. *(Haben Sie momentan besonderen Stress, so dass Sie an Sex nicht denken mögen? Versuchen Sie sexuelle Situationen zu vermeiden: früher ins Bett gehen, Ablehnung von zärtlichen Berührungen?)*	☐	☐
Ich habe Schmerzen im Genitalbereich oder Unterbauch bei sexuellen Aktivitäten. *(Haben Sie diese beim Petting, beim Geschlechtsverkehr oder ist Geschlechtsverkehr wegen Ihrer Schmerzen gar nicht möglich?)*	☐	☐
Ich kann sexuell nicht so sein oder handeln, wie ich es eigentlich möchte. *(Sie haben Ängste, Sie schämen sich, Sie äußern Ihre Wünsche nicht, Ihr Partner reagiert nicht auf Ihre Wünsche)*	☐	☐

Arbeitsblatt: Beurteilung, welches sexuelles Problem Sie haben — 2

Hier erhalten Sie Hinweise darauf, welche sexuelle Störung Sie haben. Gehen Sie dabei alle Fragen durch und kreuzen Sie die auf Sie zutreffenden Antworten an. Sie können auch mehrere Beschwerden haben.

„Mangel oder Verlust des sexuellen Verlangens" (Inappetenz)

☐ Ich habe kein Verlangen nach Sex, habe auch keine sexuellen Fantasien oder Wünsche.
(Vermeiden Sie mögliche sexuelle Situationen? Sie haben kein Verlangen nach Sex, machen aber Ihrem Partner zuliebe mit? Oder haben Sie keinen Partner, weil Sie Sex nicht mögen?)

„Sexuelle Aversionen" (Abneigungen)

☐ Ich habe starke Ängste vor Sexualität und vermeide deshalb Sex.
(Sie fühlen einen starken Widerstand oder auch einen besonderen Ekel gegen Sex oder gegen bestimmte Praktiken.)

„Mangelnde sexuelle Befriedigung"

Ich habe Sex, bin aber unzufrieden/bin nicht befriedigt, weil

☐ ich erotische Gefühle vermisse,
☐ ich sehr hohe Erwartungen bzw. anspruchsvolle Wünsche habe *(welche?)*,
☐ ich keinen dauerhaften Partner habe und dies vermisse,
☐ ich Sex wegen anderer Sorgen nicht genießen kann,
☐ ich bemerke, dass ich überhaupt mit meinem Leben momentan unzufrieden bin.

„Erregungsstörung" oder „Versagen genitaler Reaktionen"

☐ Meine Scheide wird bei sexuellen Aktivitäten nicht feucht.
☐ Meine äußeren Geschlechtsorgane sind bei sexuellen Aktivitäten nicht mehr durchblutet als sonst (sie werden dann bläulicher).
☐ Meine Scheide wird zwar feucht, aber das verliert sich wieder während des Sex. *(Können Sie beobachten, wann genau? Welche Gedanken haben Sie dabei, welches Gefühl?)*

Arbeitsblatt: Beurteilung, welches sexuelles Problem Sie haben (Fortsetzung) — 2

„Orgasmusstörung"

- ☐ Ich weiß gar nicht, was ein Orgasmus ist.
- ☐ Ich hatte noch nie einen Orgasmus.
  (Wenn Sie ansonsten sexuell zufrieden sind oder wenn Sie sehr jung sind, sollten Sie sich keine Sorgen machen.)
- ☐ Ich hatte früher Orgasmusgefühle, heute sehr selten.
  (Seit wann? Was ist seitdem passiert?)
- ☐ Ich kann mich beim Sex nie ganz fallen lassen.
  (Woran liegt das? Was könnte Ihnen dabei Angst machen?)

Sie haben **keine „Orgasmusstörung"**, wenn Folgendes zutrifft:

- ☐ Ich habe sehr selten einen Orgasmus, bin aber ansonsten sexuell zufrieden.
- ☐ Mein Partner ist unzufrieden damit, dass ich keinen oder selten einen Orgasmus bekomme; ich selbst aber habe Spaß an Sex.
- ☐ Ich habe einen Orgasmus, wenn ich mich selbst befriedige.

„Vaginismus" (Scheidenkrampf)

- ☐ Ich bin sexuell aktiv, Geschlechtsverkehr ist aber nicht möglich, weil ich Angst vor dem Eindringen des Penis habe.
- ☐ Weil ich spüre, dass meine Scheide verkrampft ist und ich die Schmerzen befürchte, lehne ich Geschlechtsverkehr ab.
- ☐ Ich kann auch keinen Finger oder ein Tampon in meine Scheide einführen.
- ☐ Eine gynäkologische Untersuchung ist z. B. ohne Schmerzmittel nicht möglich.
  (Vermeiden Sie deshalb auch evtl. eine gynäkologische Untersuchung?)
- ☐ Ich lasse mich auf keine Art von Sex ein, weil ich schon weiß, dass ein Geschlechtsverkehr wegen der Verkrampfungen nicht möglich sein wird.
- ☐ Haben Sie evtl. körperliche unangenehme Erfahrungen machen müssen?
  (Schläge, sexuelle Gewalt, schmerzhafte Operationen im Genitalbereich, schmerzhafte Geburten oder einen Dammriss?)

Arbeitsblatt: Beurteilung, welches sexuelles Problem Sie haben (Fortsetzung) — 2

„Dyspareunie"
(Schmerzen beim Geschlechtsverkehr, Jucken oder Brennen)

- [ ] Ich habe Schmerzen beim Geschlechtsverkehr (beißende Schmerzen, Jucken oder Brennen).
- [ ] Schmerzen oder Missempfindungen spüre ich an den äußeren Genitalien, am Scheideneingang, an den Scham(Lust-)lippen oder im inneren Bereich (Unterbauch).
- [ ] Die Schmerzen sind immer beim Geschlechtsverkehr vorhanden.
  (Haben Sie in den letzten Wochen Geschlechtsverkehr gehabt, bei dem die Schmerzen nicht aufgetreten sind? Was war in dieser Situation anders?)

Eine gynäkologische Untersuchung bei mir hat folgenden Befund ergeben: Es wurde

- [ ] ein Scheidenpilz,
- [ ] eine Blasenentzündung,
- [ ] Vernarbungen festgestellt.
- [ ] Andere Untersuchungsergebnisse

Derartige Befunde könnten Ihr Problem mitausgelöst haben und sollten in jedem Fall medizinisch betreut werden.

„Nachorgastische Verstimmungen"

- [ ] Nach sexuellen Aktivitäten und Geschlechtsverkehr bin ich häufig besonders niedergeschlagen oder auch aggressiv gestimmt (weinen, wütend sein).
  (Welche Gefühle stehen im Vordergrund? Bei Wut und Ärger: auf wen oder was sind Sie wütend, auf Ihren Partner, auf sich selbst? Bei Traurigkeit: Was macht Sie so traurig?)

Was spricht **gegen** eine solche Störung?

- [ ] Ich bin auch zu anderen Gelegenheiten besonders niedergeschlagen.
  (Haben Sie andere psychische Probleme?)
- [ ] Ich weine, bin aber nicht eigentlich traurig, sondern sehr aufgeregt; das Erlebnis hat mich aufgewühlt, weil es sehr besonders war.
  (Freuen Sie sich darüber, dass Sie so große Empfindungen haben.)

Arbeitsblatt: Beurteilung, welches sexuelles Problem Sie haben (Fortsetzung) — 2

„Gesteigertes sexuelles Verlangen"

☐ Ich kann nicht aufhören, an Sex zu denken.

☐ Ich bin so mit der Suche nach Sex beschäftigt, dass ich meine Arbeit, meine Freundschaften oder meine Familie vernachlässige.

(Was ein „Zuviel" an sexuellem Verlangen ist, bestimmen Sie oder Ihr Partner. Wenn Sie selbst sich nicht davon belästigt fühlen und Ihr Partner ebenso nicht, so muss dies keine Störung sein. Auch wenn Sie momentan keinen Partner haben und Sehnsucht nach Sex haben, ist das noch kein Hinweis auf eine Störung, sondern durchaus verständlich.)

Was belastet Sie neben Ihren sexuellen Problemen?

Andere Faktoren, die Sie hier registrieren können, können Ihre Probleme stark bestimmen oder mit beeinflussen *(die Beantwortung ist hilfreich bei einer Beratung oder Therapie):*

☐ Ich habe große Partnerkonflikte.

☐ Ich habe momentan besonders starken beruflichen Stress.

☐ Ich bin aktuell erkrankt und fühle mich deshalb sehr matt und angeschlagen.
(Sie leiden unter welcher körperlichen oder psychischen Erkrankung?)

☐ Ich nehme Medikamente.
(Welche? Nehmen Sie diese für eine überschaubare Zeit oder dauerhaft? Welche sind diese? Fragen Sie, ob diese einen Einfluss auf Ihre Sexualität haben könnten!)

Meine sexuellen Probleme treten nicht auf,

☐ wenn ich mich selbst befriedige,

☐ bei einem anderen Partner,

☐ im Urlaub.

(Für die Bearbeitung Ihrer Probleme sind dies wichtige weitere Informationen.)

Arbeitsblatt: Körperliche Selbsterfahrung   3

Den eigenen Körper und Möglichkeiten der sexuellen Erregbarkeit besser kennen zu lernen, macht Spaß und bietet darüber hinaus die Möglichkeit, dem Partner zeigen zu können, was Ihnen Spaß macht. Dazu können Sie aus dem Folgenden ein eigenes Programm erstellen:

Anschauen

Nehmen Sie sich Zeit und betrachten Sie Ihren bekleideten Körper von allen Seiten.

Betrachten Sie Ihren entkleideten (oder auch zunächst halb bekleideten) Körper möglichst mit zwei Spiegeln von allen Seiten.

Mit Hilfe eines kleinen Spiegels betrachten Sie Ihr Geschlechtsteil; setzen Sie sich dazu möglichst etwas aufrecht und spreizen Sie die Beine. Zur genaueren Betrachtung ziehen Sie die Schamlippen auseinander. (Probieren Sie einmal dabei, „Lustlippen" zu sagen.)

Erkunden und Berühren

Baden oder duschen Sie; benutzen Sie ein Duschgel oder Schaum, um sich überall langsam einzuseifen und konzentrieren Sie sich auf Ihre eigenen Berührungen (vergessen Sie dabei nicht die eher ungeliebten und unbeachteten Körperteile).

Cremen Sie sich am ganzen Körper ein und massieren Sie die Creme in die Haut. Sparen Sie zunächst Ihre Genitalien und Brüste aus und konzentrieren Sie sich dann auf diese.

Sorgen Sie für Ungestörtheit und eine angenehme Raumtemperatur; dann erforschen Sie mit Ihren Händen Ihren ganzen Körper, sparen Sie auch dabei zunächst Ihre Geschlechtsorgane und Brüste aus.

Beziehen Sie jetzt Ihre Scheide und Ihre Brüste mit ein und erkunden Sie diese mit den Fingern.

Massieren, Streicheln

Finden Sie verschiedene Möglichkeiten, Ihren ganzen Körper zu betasten, zu massieren oder zu streicheln; Sie können auch kneten oder kneifen. Lassen Sie Genitalien und Brüste wieder zunächst aus, kümmern Sie sich lieber auch um solche Teile, die Sie ein bisschen vernachlässigt haben, z. B. die Füße, die Ohrläppchen oder Ihren Po. Wo und wie ist es angenehm?

Arbeitsblatt: Körperliche Selbsterfahrung (Fortsetzung) — 3

Dann beziehen Sie Ihre Brüste und Ihre Scheide mit ein. Finden Sie genau heraus, welche Berührungen wo angenehm sind. Es ist auch wichtig herauszufinden, welche Bereiche oder Berührungen Ihnen unangenehm sind. (Es kommt nicht darauf an, dass Sie erregt werden!)

Erregen, Stimulieren

Berühren und massieren Sie Ihren ganzen Körper (ohne Brüste und Scheide) und finden Sie geeignete Stellen, die Sie erregen, Sie können dabei auch an gute sexuelle Erfahrungen denken, Ihre Fantasien spielen lassen oder nach Bildern in Ihrem Kopf suchen, die Sie erregen.

Brüste und Scheide werden in diese Stimulation mit einbezogen. Besonders erogene Zonen sind dabei die Brüste, die Klitoris (Kitzler) und der Scheideneingang. Manche Frauen empfinden besondere Stimulation durch das Massieren des Pos. Erregendes und Unangenehmes kann sehr dicht beieinander liegen! Variieren Sie die Stärke des Drucks auf die empfindlichen Stellen.

Wenn Sie sich stark erregt fühlen, unterbrechen Sie die Bewegungen und die Stimulation und fangen Sie noch einmal an (s. o.; diese Übung dient Ihrer subjektiven Sicherheit, sexuelle Gefühle wiederherstellen zu können).

Stimulieren Sie sich weiter, warten Sie nicht auf den Orgasmus, er wird sich irgendwann einstellen.

Die Erfahrungen, die Sie mit Ihrem Körper gemacht haben, können Sie Ihrem Partner (oder in einer lesbischen Beziehung Ihrer Partnerin) mitteilen. Sie können ihm/ihr auch zeigen, was Ihnen Spaß macht: Noch wichtiger ist es, ihm/ihr mitzuteilen, was Ihnen unangenehm ist.

Arbeitsblatt: Kommunikative Fähigkeiten 4

Menschen, die sexuelle Probleme haben, sind häufig nicht in der Lage, ihre Probleme auszusprechen, insbesondere nicht ihrem Partner gegenüber. Hier können Sie schauen, ob Sie, bevor Sie Ihr sexuelles Problem angehen möchten, vielleicht erst einmal lernen müssten, wie Sie darüber reden können.

	Ja	Nein
Ich habe Scheu, meine Wünsche zu äußern.	☐	☐
Ich kann meine Wünsche äußern, kann sie dann aber doch nicht durchsetzen.	☐	☐
Ich habe nie gelernt, „Nein" zu sagen (besonders in sexuellen Situationen).	☐	☐
Es fällt mir schwer, Worte für meine Art von Sexualität zu finden und zu benutzen.	☐	☐
Beim Sex spreche ich am liebsten gar nicht, ich bin ganz stumm.	☐	☐
Meinen Partner und mich selbst mit Worten zu erregen, fällt mir schwer.	☐	☐
Ich kann schwer ausdrücken, was ich beim Sex mag und was nicht.	☐	☐
Über meine Sexualität kann ich mit niemandem reden.	☐	☐
Ich kann meine sexuellen Wünsche ausdrücken, mein Partner versteht sie aber nicht.	☐	☐
Ich nehme an, mein Partner kann nicht über Sex reden.	☐	☐
Auch ohne Worte kann ich nicht zeigen, was ich mag und was ich nicht mag.	☐	☐
Ich bin selten zärtlich zu meinem Partner (Streicheln, Umarmungen).	☐	☐

Arbeitsblatt: Zufriedenheit mit der Partnerschaft 5

Die Güte Ihrer Partnerschaft hat ebenso einen Einfluss auf Ihre sexuelle Zufriedenheit, ebenso wie Ihre Erwartungen aber auch Ihre bisherigen Enttäuschungen. Es lohnt sich, den Beginn einer Partnerschaft genauer zu beleuchten und den Unterschied zu heute festzustellen. Vielleicht können Sie so erste Überlegungen anstellen, ob Sie heute etwas davon vermissen und ob es besondere Krisen oder Enttäuschungen gab, die Sie bisher nicht vergeben konnten. Hier können Sie sich einige Gedanken dazu machen und diese notieren.

Beantworten Sie bitte die Fragen bzw. ergänzen Sie bitte die unvollständigen Sätze!

Ihre Partnerschaft früher

Ich mochte damals an meinem Partner, dass er _____

_____

Was ich mir von dieser Partnerschaft erträumt habe, war _____

_____

Wie haben Sie sich kennen gelernt? _____

_____

_____

Was hat Ihr Partner damals an Ihnen besonders attraktiv und interessant gefunden?

_____

_____

Schon damals hat mich an meinem Partner gestört, dass er _____

_____

_____

Arbeitsblatt: Zufriedenheit mit der Partnerschaft (Fortsetzung) — 5

Ihre heutige Partnerschaft

Was mögen Sie heute an Ihrem Partner? _____
_____

Welche Ihrer damaligen Träume sind völlig zu Bruch gegangen und was haben Sie erreicht, bzw. was hat noch Bestand?
_____
_____

Was glauben Sie, mag Ihr Partner heute an Ihnen, was findet er attraktiv?
_____
_____

Ihre früheren Partnerschaften

	Ja	Nein
Meine früheren Partnerschaften waren sexuell besonders zufriedenstellend.	☐	☐
In meinen früheren Partnerschaften habe ich besondere Kränkungen erlebt, die ich nicht vergessen kann.	☐	☐

Sie haben keinen Partner

Ich habe keinen Partner, weil
- ☐ ich keinen will, als Lebenskonzept,
- ☐ es mir schwer fällt, Kontakte herzustellen,
- ☐ ich mich nicht ansprechen lasse,
- ☐ ich Angst vor Sexualität habe,
- ☐ ich glaube, nicht attraktiv zu sein,
- ☐ jemand entdecken könnte, dass ich sexuelle Probleme habe,
- ☐ ich keine Verpflichtungen eingehen will,
- ☐ mich keiner bisher gewollt hat,
- ☐ ich Angst vor Männern habe.

Arbeitsblatt: Was stört Ihre sexuellen Gefühle? 6

Die Suche nach Störungen kann Ihnen Anhaltspunkte dafür geben, woran Sie etwas ändern können, um Sex besser zu genießen.

Besteht die Störung darin, dass

- ☐ Sie etwas denken?
  (An den nächsten Tag, an etwas Unerledigtes oder denken Sie an frühere viel schönere Erfahrungen?)
- ☐ Ihr Partner etwas tut, das Sie nicht mögen?
  (und Sie trauen sich nicht, es zu sagen.)
- ☐ Sie etwas selbst tun, was Sie eigentlich gar nicht mögen?
  (Sie glauben, dass Ihr Partner dieses mag? Sie träumen von etwas anderem.)
- ☐ Ihre Umgebung beim Sex nicht angenehm ist?
  (Kälte, Hitze, aufdringliche Geräusche oder Gerüche?)
- ☐ Sie sich körperlich zu angespannt fühlen?
  (Sie haben körperliche Schmerzen, fühlen sich allgemein unwohl und kommen in Ihrem Alltag nicht dazu, sich zu entspannen.)

Beenden Sie folgenden Satz, um herauszufinden, was Sie sich wirklich wünschen *(dabei ist es hilfreich, wenn Sie an bisherige schöne sexuelle Erlebnisse denken):*

Mir macht Sex dann Spaß und Lust, wenn _____

_____

_____

_____

_____

_____

Arbeitsblatt: Falsche Vorstellungen darüber, wie Sex sein sollte und wie Männer und Frauen seien

7

Folgende falsche Vorstellungen beeinflussen die Erwartungen an den Partner und die Sexualität und verderben ein entspanntes Genießen.

- Keinen Sex zu haben ist ungesund und führt zu anderen Problemen.
- Frauen sind passiv und Männer sind aktiv.
- Keine Lust auf Sex zu haben, ist ein Zeichen von mangelnder Liebe.
- Sex mit jemandem gehabt zu haben, bedeutet Liebe.
- Männer, die keinen Sex mit der Partnerin haben, gehen fremd und verlassen die Partnerin.
- Frauen wollen Zärtlichkeit und Männer Sex.
- Ein Mann will und kann immer Sex haben.
- Sex muss spontan sein und darf nicht geplant werden.
- Der Mann ist für den Orgasmus der Partnerin zuständig.
- Reden über Sex verdirbt die Lust und Leidenschaft.
- Eine gesunde Frau hat immer einen Orgasmus.
- Frauen brauchen immer ein langes „Vorspiel".
- Der richtige Orgasmus ist der zeitlich gemeinsam mit dem Partner auftretende.
- Selbstbefriedigung ist ein Betrug am Partner und machen nur Frauen, die keinen Partner haben.
- Nur der Orgasmus in der Vagina ist der richtige weibliche Orgasmus.

Arbeitsblatt: Erfahrungen, die einen Einfluss auf die Sexualität haben 8

Erfahrungen in Kindheit und Jugend

- Nicht als Mädchen von den Eltern erwünscht zu sein.
- Eltern, die nicht zärtlich, respektvoll und liebevoll miteinander umgehen.
- Sehr strenge Sauberkeitserziehung.
- Körperfeindliche Erziehung, Tabus und keine Beantwortung von Fragen, die Körper, Sexualität und Schwangerschaft betreffen.
- Körperliche Misshandlungen und sexuelle Übergriffe, sexuelle Gewalterfahrungen.
- Ein erster Geschlechtsverkehr, der unangenehm und schmerzhaft war oder mit starken Ängsten verbunden war (z. B. vor Schwangerschaft, ansteckenden Krankheiten).
- Unerfahrenheit mit dem eigenen Körper, Unterdrückung, Bestrafung oder Ablehnung von Selbstbefriedigung.
- Entwicklung von Ängsten:
  - Keine richtige Frau zu sein.
  - Unsicherheiten wegen der sexuellen Orientierung (heterosexuell, lesbisch oder bisexuell).

Besondere Belastungen, die sexuelle Probleme mit beeinflussen

Belastende Lebensereignisse:
- Krankheit, Todesfall von Angehörigen
- Hausbau, Umzug, Wohnungswechsel
- Geburt eines Kindes

Beruf und Lebensziele:
- Berufsstress, Dreifachbelastung (Beruf, Haushalt, Kinder), Unter- oder Überforderung im Beruf, Arbeitslosigkeit
- Nichtverwirklichung von Lebenszielen
- Ungewollte Kinderlosigkeit
- Lebensgestaltung ohne Entspannung und Spaß

Arbeitsblatt: Erfahrungen, die einen Einfluss auf die Sexualität haben (Fortsetzung) 8

Konkrete Störungen:
- unruhige Babys und Kinder
- Telefon, Fax, Fernseher im Schlafbereich
- Wochenendbeziehung
- Geschlechtsverkehr nach Plan
  (um ein Kind zu zeugen)

Körperliche Beeinträchtigungen:
- schwere körperliche Erkrankungen
- Verletzungen oder Defekte am Geschlechtsorgan
- Übertriebene Scheidenwaschungen
- Schwere psychische Erkrankungen
- Nebenwirkungen von Medikamenten

Missbrauch von Genussmitteln und Drogen:
- Alkohol
- Medikamente
- Drogen

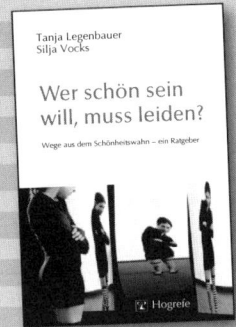

Tanja Legenbauer / Silja Vocks

Wer schön sein will, muss leiden?

Wege aus dem Schönheitswahn - ein Ratgeber

2005, 135 Seiten, € 16,95 / sFr. 29,90
ISBN 3-8017-1868-9

Was sind die Mechanismen, Ursachen und Gründe dafür, dass viele Frauen einen täglichen Kampf gegen den eigenen Körper führen? Die Folgen einen negativen Körperbildes bzw. dessen Entstehung sind oft mit einem gestörten Essverhalten, überhöhten Leistungsansprüchen an sich und den Körper sowie einem niedrigen Selbstwertgefühl verbunden.

Der Ratgeber spricht all jene an, die mit sich und ihrem Körper unzufrieden sind und einen Weg aus dem Teufelskreis aus Diätverhalten, Disziplin, Kontrolle oder sozialer Zurückgezogenheit suchen. Er zeigt Zusammenhänge zwischen Essstörungen und negativem Körperbild auf, bietet Ideen zum Verständnis der individuellen Entwicklung eines negativen Körperbildes und beschreibt Übungen zur Verbesserung und Überwindung von Ängsten und Befürchtungen im Umgang mit dem eigenen Körper. Der Ratgeber zeigt Möglichkeiten auf, den eigenen Körper wieder akzeptieren zu lernen und zu ihm und seiner Individualität zu stehen. Die Durchführung der Übungen wird durch zahlreiche Arbeitsblätter erleichtert und mit Fallbeispielen veranschaulicht.

Hogrefe Verlag GmbH & Co. KG
Rohnsweg 25 · 37085 Göttingen · Tel: (0551) 49609-0 · Fax: -88
E-Mail: verlag@hogrefe.de · Internet: www.hogrefe.de

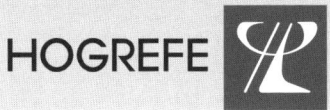

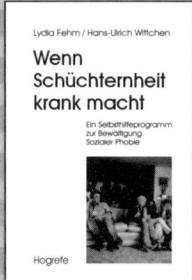

Lydia Fehm / Hans-Ulrich Wittchen

Wenn Schüchternheit krank macht

Ein Selbsthilfeprogramm zur Bewältigung Sozialer Phobie

2004, 133 Seiten, € 12,95 / sFr. 22,80
ISBN 3-8017-1754-2

Anhaltende und starke Angst, sich in sozialen Situationen zu blamieren sowie die Vermeidung solcher Situationen sind Hauptkennzeichen der Sozialen Phobie. Der Ratgeber richtet sich an Menschen, die unter sozialen Ängsten leiden und lernen möchten, ihre Ängste Schritt für Schritt abzubauen. Darüber hinaus enthält der Ratgeber zahlreiche Hinweise für Angehörige.

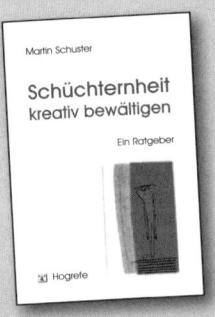

Martin Schuster

Schüchternheit kreativ bewältigen

Ein Ratgeber

2005, 165 Seiten, € 16,95 / sFr. 29,90
ISBN 3-8017-1738-0

Dieses Buch bietet schüchternen Menschen an zahlreichen Beispielen veranschaulichte Ratschläge, wie sie lernen können, ihre Hemmungen und Befangenheit abzulegen und zu Gunsten eines gesunden Selbstwertgefühls zu überwinden. Es werden Übungen vorgestellt, die Spaß machen und Kreativität fördern.

Hogrefe Verlag GmbH & Co. KG
Rohnsweg 25 · 37085 Göttingen · Tel: (0551) 49609-0 · Fax: -88
E-Mail: verlag@hogrefe.de · Internet: www.hogrefe.de

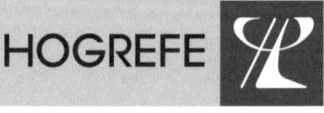

Gaardener Handel und Wandel in Geschichte und Geschichten

*Sonderveröffentlichungen der
Gesellschaft für Kieler Stadtgeschichte
herausgegeben von Jürgen Jensen
Band 80*